天下文化

BELIEVE IN READING

顧爸媽，這樣做最安心

15 項迷思 × 18 種常見老年病 × 25 則日常伴老須知，

台大老年醫學權威親自解惑

台大醫院竹東分院院長
詹鼎正——著
李翠卿——訪談整理

BGH 201

目次

PART II

我們是怎麼變老的？

PART

III

銀髮族日常保健

PART

IV

18種老年常見疾病

PART V 寫在最後

自序

麗似夏花，美如秋葉

我常覺得老人科的醫生有點像是偵探。

年輕人很少有多種共病，但多數老人家的「症頭」則很多，而引起這些毛病的原因有百百種，有可能是心血管問題，也有可能是呼吸道問題，甚至也有可能是「奇蒙子」問題，有的老人家有些健忘，又或許心智有些糊塗，自己也說不清楚，我們必須像「柯南」一樣，抽絲剝繭，找出症狀的真正癥結。

所以我們老人科看診，很難像某些科別那樣，三分鐘就換下一位，我們得花比較多時間循循善誘，遇到一些「老人囝仔性」的長輩，還得軟硬兼施或跟他們「搏感情」，才能讓他們把醫生的話聽進去。

雖說整個看診的過程似乎有些缺乏「效率」，有些時候還會雞同鴨講，但我個人還挺樂在其中，能夠為那些已經奉獻大半歲月給家庭、社會的長輩們服務，幫助他們在晚年時過得更舒服自在，我深感榮幸。

十幾年前，我在美國攻讀老人醫學時，就發現這門學問最關切的重點並不是如何治「病」，而是如何醫「人」。

當然，作為醫生，為病人解除病痛是我們責無旁貸的任務，但是老人醫學這個領域特別的是：我們講究的是「全人醫療」。

也就是說，我們不是從個別疾病的角度來看待眼前這個「個案」，而是希望能透過周全性的評估，照顧到老人家的生活功能，身體、心理、及社會層面，我們考量的面向不只是「治療疾病」，更希望能顧全老人家的生活品質，甚至是生命尊嚴。

與其說我們在治療老人病，不如說我們在幫助長輩們盡量不要生病，或是至少別讓小病變成大病。年老雖然無法逆轉，但是我們希望透過早期診斷、早期治療，控制慢性病，以及培養健康的生活習慣，盡可能延長老人家行動自如、耳聰目明的歲月，這不只能夠嘉惠到個別的病人，同時也能幫助國家節省巨額的社會成本。

跟其他以病症治療為主的科別相比，老人醫學科還有一個特色是：對生命進程的關注。我想我們可能是最常跟病人討論到生死議題的科別了，誠如印度哲人、詩人泰戈爾（Rabindranath Tagore）的不朽詩句：「生如夏花之絢爛，死如秋葉之靜美。」（Let life be beautiful like summer flowers and death like autumn leaves.）我們希望即使在晚年，還是可以活得美好、燦爛，而在生命謝幕前，也都能夠有所準備，尊嚴無憾地走完人生旅程。

二〇一八年三月底，台灣老年人口已達總人口十四點五%，正式來到高齡社會，根據國家發展委員會推估，到二〇二六年時，台灣老年人口將會突破二〇%，躋身超高齡社會之列，推動高齡醫學，已經是刻不容緩的事。

今年在「天下文化」出版的這本書，除了期盼能提供家有年邁父母的讀者一個教戰守則，告訴大家老化是怎麼一回事，並提供一些方法，幫助讀者更能好好照顧家中長輩，讓爸媽能夠享有一個康樂晚年；此外，也希望能幫助青壯讀者預先建立一些高齡醫學觀念，將來能夠「活躍老化」。

我們無法阻止「老」這件事，但我相信，每個人都能夠透過合理的自我照顧，以及人際的支持關懷，老得有活力、有創造力、有智慧，而且有尊嚴，讓生命的晚景不是多病多痛的風中殘燭，而是成熟、圓滿、喜樂的鎏銀歲月。

最後，要特別感謝「天下文化」編輯部郁慧以及採訪執筆者翠卿，共同催生這本書，衷心希望這本書能夠幫助更多有需要的讀者。

PART

I

顧爸媽的13大難題

Q1. 喜歡「逛」醫院，吃藥當吃補

常「逛」醫院的老人家有兩種，一種是有過度慮病的傾向，只要一點點不對勁就超級緊張，想直奔醫院立刻處理問題；或是明明沒什麼大礙，卻一天到晚擔憂自己是不是得了不治之症。

還有一種常「逛」醫院的情況，則真的是身體有疾病，可是他不舒服的地方實在很多，心臟科、新陳代謝科、肝膽胃腸科……一科科看下來，變得三不五時就要跑醫院或跑診所，每看一科假設平均開五顆藥，看四科就是二十顆藥，晚輩看到難免擔心：一次吃這麼多藥，這樣好嗎？

如果是前一種太過慮病的狀況，我會建議去尋求精神科醫師或心理諮商師的專業協助；如果是後一種狀況，我則會建議老人家要把求醫過程化繁為簡，大部分的病都給同一位醫生看，如此開藥時也可視情況做整合，目標是用最少的藥來治最多的病。

老人家因為身體的恆定性不如年輕時這麼穩定平衡，加上上了年紀以後，很多長輩身上都同時有好幾種不同的慢性病，如果真的要按照症狀一一掛號，可能就得看很多科別。像這種情況，正是高齡醫學想要協助患者解決的問題。

我們老人科強調的重點是「全人醫療」，我們看的不是單一的「疾病」，而是「整個病人」，希望能夠同時照顧到長輩的生理、心理甚至社會層面的需求。我們在處理老人家的多重疾病時，也會把病人的平均餘命、身心狀態、病人與家屬對治療方式的偏好、藥物與藥物之間的交互作用等因素也都考慮進去，簡單說，就是為長輩做一個「客製化」的治療計畫。

由同一位醫生看大部分的病，還有一個好處：方便每半年或一年，定期幫老人家盤點過去吃的藥，按照長輩當前的需求予以增減，考量會比較全面。

有些長輩會希望我幫他們「改」某個醫師開的藥，對此，我會誠懇跟長輩們溝通，每位醫師開藥的邏輯未必相同，我們不便去「改」其他醫師的藥，若長輩希望由我來診療，最好就是絕大部分的藥從我這裡開，除非是有一些特殊限制，比如說，有些藥物規定就只能由神經科開出，那又另當別論，長輩就必須自己再另外去掛這一科。

有些長輩或許會問：「不是每間醫院都有老人科啊，我家附近的醫院都沒有老人科怎麼辦？難道要我大老遠去別的縣市看老人科嗎？」

只要盡可能讓同一位醫師照顧老人家大部分的疾病就好，倒不限於非得要看老人科不可。若病人所在地區沒有老人科，找家醫科或內科醫師也是可以的，只要受過內科基本訓練的醫師，都可以處理老人常見的慢性病。重要的是，要找到一位自己可以信賴託付的醫師，一來可避免奔波醫院之苦，二來又可以得到整合性的治療方案，這才是我所要強調的重點。

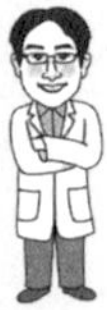

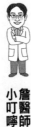

詹醫師小叮嚀

建議盡可能讓同一位醫師照顧老人家大部分的疾病，一來可避免奔波醫院之苦，二來又可以得到整合性的治療方案，同時照顧到長輩的生理、心理甚至社會層面的需求。

Q2. 中醫、西醫哪個好？可以同時吃中藥和西藥嗎？

華人對中藥有種特別的信仰，身體不舒服，經常會去找中醫「調理」或「調養」一下。儘管我自己受的是西醫訓練、中西醫又有許多理念很不相同，但我個人並不否定中醫的功效，若病人採用中醫的作法，病情得以控制，那也很好，不管黑貓白貓，只要抓得到老鼠的都是好貓。

但我真的不大贊成病人中西藥一起吃。很多病人說：「我知道啊，我沒有『一起吃』噢，我都有隔兩個小時以上才吃。」欸，我所謂「不要一起吃」，不是間隔兩小時以上吃就好，而是盡可能避免在同一個治療期間中西藥並用。

因為西藥要在體內達到一個平衡點，通常要經歷五個半衰期[1]。舉例來說，假設一個藥物的半衰期是十小時，要吃五次，才會在血液裡維持一個平衡的濃度，藥物才會開始持續發揮效用。

不同的藥物可能會在身體裡產生交互作用，這些交互作用絕對不是只在胃裡面發生，而有可能會在身體的血液裡互相打架，這些藥物都要經過一定的半衰期才會排掉，問題是，現在又沒有大規模的研究告訴我們，到底哪種中藥跟哪種西藥一起吃會有交互作用，所以保守一點的作法就是：你要嘛就都吃中藥，要嘛就都吃西藥，降低兩類藥物互相打架的風險。

至於到底是看中醫比較好，還是看西醫比較好呢？這個我不敢說得太絕對，但不管是透過中醫或西醫，重點都是：這個治療能不能改善病情？也就是說，要有個客觀數據可以監測比較，比如說，治療過後，糖尿病人的糖化血色素（HbA1c）數值能否下降？高血壓病人的血壓能否降低？

但有時候比較尷尬的是，病人看中醫看了很久，但數值都沒有改善，中醫告訴病人，這過程是在「調體質」，那到底該怎麼辦？

1 半衰期：指藥物經吸收以後，在血液裡達到最高濃度，經代謝以後，濃度下降到原本一半所需的時間。

我真的不是反對病人看中醫，但有些慢性病，像是糖尿病，如果不好好處理，之後可能會引發許多病人絕對不想遇到的麻煩事，比如說，腎臟病變、視網膜病變等，不可不慎。像我有個病人之前告訴我，他想靠中醫控制血糖，可是幾個月下來，一量空腹血糖值，衝到四百毫克／分升（mg/dL，正常應該小於一百三十左右），糖化血色素則從九變成十二（理想值是小於七），這意味著之前的治療，可能效果不是很好，像這種情況我就會告訴病人，你可能還是要接受正規的西醫治療比較好。

另外，要諄諄叮嚀的是：千萬別自己隨便去抓一些來路不明的偏方熬草藥來喝，這些偏方療效不明，甚至可能含有毒性，最後不但養生不成反傷身。

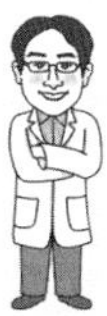

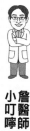

詹醫師小叮嚀

我不大贊成同時吃中西藥，不同的藥物可能在身體裡產生交互作用，而且千萬不可用偏方熬草藥來喝，免得養生不成反傷身。

Q3. 老人家應該定期打疫苗嗎？

有些老人家對打疫苗這件事頗抗拒，覺得接種疫苗是一件滿危險的事，深怕原本好端端的，打了針以後，反而過敏出亂子；也有老人家是懶得打，覺得自己很硬朗，「應該不會那麼衰」。

站在預防醫學的角度，我會奉勸老人家，疫苗還是有接種有保庇。

以流感為例，因為老人家免疫力比較弱，萬一罹患流感，可能會引發嚴重的併發症，最好還是能在流感高峰以前就先做好準備，盡可能避免罹患流感。

因為每年流行的病毒株可能不大一樣，所以必須每年接種一次不同抗原成分疫苗。公費的流感疫苗是三價疫苗，依世界衛生組織對當年度流感的預測，包含三種不同的病毒株，如果民眾希望疫苗保護力更廣，可以自費打含有四種病毒株的四價疫苗。

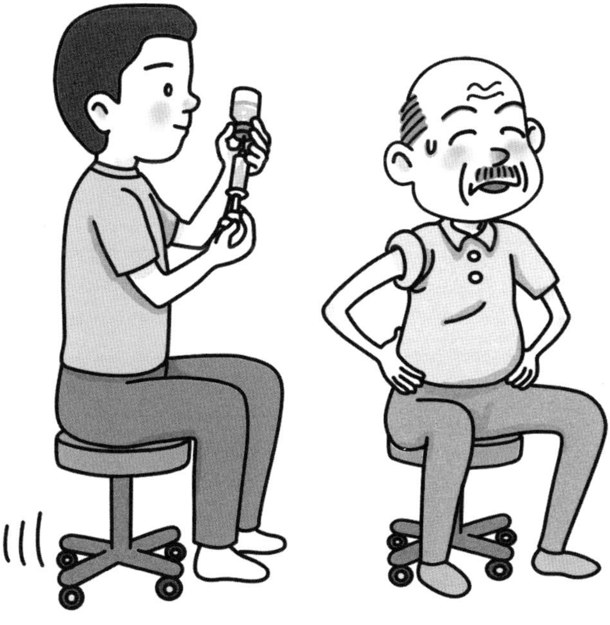

根據衛福部統計，肺炎是長者第三大死因（八點五％），僅次於惡性腫瘤（二十四點六％）及心臟疾病（十二點八％）。除了流感疫苗，我誠懇建議老人家也該去打肺炎鏈球菌疫苗。

目前國內核准上市的肺炎鏈球菌疫苗有兩種：肺炎鏈球菌多醣體疫苗（俗稱的二十三價肺炎鏈球菌疫苗）以及結合型肺炎鏈球菌疫苗（俗稱的十三價肺炎鏈球菌疫苗）。這兩種疫苗的「禦敵」方式不大一樣，前者激活的是B細胞淋巴球，保護力約有五至十年；後者激活的則是T細胞，效果則比較持久，打一劑應該就不必再打了，雖然十三價疫苗涵蓋的保護範圍沒有二十三價的種類多，但也已經涵蓋最常致病的十三種肺炎鏈球菌了。

除了流感疫苗與肺炎鏈球菌疫苗，帶狀疱疹疫苗也是我們會建議老人家接種的疫苗。

老人家因為免疫力比較弱，罹患帶狀疱疹的機率遠比年輕人高，雖說帶狀疱疹並不是什麼嚴重的致命疾病，但麻煩的是，許多患者在帶狀疱疹痊癒以後，會有疱疹後神經痛的後遺症。這種痛可長可短，疼痛度也因人而異，有些人的痛楚程度會嚴重影響生活品質。

因此，最好的方式還是防患未然，打疫苗可以大幅降低染病的機率，即便還是不幸得病，也可以減少疱疹後神經痛的後遺症機率。

有些老人家因為擔心副作用而不敢打疫苗，其實是多慮了。的確有少數人接種疫苗後，會產生一些副作用，比如說，肌肉痠痛、輕微的局部紅腫或硬塊、輕度發燒等，這些症狀多半都只是暫時的，不必擔心，除非出現持續不退的高燒，或甚至發燒合併抽筋，才有趕緊送醫的必要。

對絕大多數長輩來說，接種疫苗是相當安全的，但針對有下列狀況的老人家，像是對蛋或疫苗成分嚴重過敏的人、過去注射曾有過不良反應，或是本身有免疫缺陷（如白血病、淋巴瘤、愛滋病、使用免疫抑制劑）的人，在打疫苗前，最好還是跟醫生討論評估。

有些阿公、阿嬤來到門診，會要求說要打那種「健保有給付的免費疫苗」，在這裡要跟民眾溝通的是：不管是流感疫苗、肺炎鏈球菌疫苗或帶狀疱疹疫苗，健保其實都「沒有給付」。六十五歲以上老人家打三價流感疫苗之所以不用錢，那是因為國家每年有另外編列預算補助，而二十三價的公費肺炎鏈球菌疫苗，則是台塑集團王詹樣基金會捐贈補助，專門給七十五歲以上長輩施打的，並非「健保有給付」。

所以如果長輩還沒滿七十五歲想接種二十三價肺炎鏈球菌疫苗，是得自己掏腰包的（部分縣市如台北市，因為有另外編列預算，六十五歲以上就有補助），至於十三價肺炎鏈球菌疫苗、四價流感疫苗以及帶狀疱疹疫苗，若想接種都必須自費。

如果預算許可，當然是建議能接種疫苗，若實在沒預算，至少每年都該去打政府補助的三價公費流感疫苗，不要浪費這個可以保護自己健康的權益。

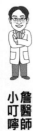

詹醫師小叮嚀

對絕大多數長輩來說，接種疫苗是相當安全的，可以大幅降低染病的機率，有接種就有保庇。

Q4. 吃藥很隨興，想到才吃、想吃就吃

關於吃藥，老人家的「症頭」特別多，最常見的是忘記吃藥，還有人會不按醫囑，自己當醫生決定要不要吃，或是自作主張吃家人的藥。還有一些老人家則會特別糾結吃藥的「時機」：到底要飯後還是飯前吃？萬一錯過沒吃，該不該「補吃」？

首先，針對忘記吃藥的問題，我會建議老人家養成固定時間服用藥物的習慣，不妨去雜貨店或藥房購買小藥盒，很多藥盒還會印上星期幾、早中晚等標記，避免自己忘記到底吃過藥了沒有。如果老人家有在用智慧型手機，現在有許多提醒服藥的APP可供下載，也是避免忘記吃藥的好工具。

至於飯前吃還是飯後吃，說真的不是太大的問題。絕大多數的藥物，只要遵守一天服用次數以及劑量，飯前吃或飯後吃效果其實沒什麼差別，只要病人

有規律服藥就好，不必太糾結飯前或飯後吃，最重要的是規律服藥，把疾病控制穩定。

但是有一些藥物特別會刺激胃壁，若覺得空腹吃不舒服，當然還是選擇飯後服用，比較不會引起不適。當然，少數的藥物，因為特別的學理，一定要飯前或飯後吃，那麼醫師通常會特別提醒。

萬一還是忘了吃，到底要不要補吃呢？那得看延遲了多久，倘若只有幾小時，就可以補吃，但假設是早晚該服用的，早上漏吃，到了傍晚才想起來，就不要再補吃了，短時間內吃兩次藥，怕負擔還是太重了。

比較麻煩的用藥問題是「自己當醫生」，不少老人家會不從醫囑，自己調整藥量。有些藥像是感冒藥，沒有症狀就不用再吃，但有些藥像是抗生素，則不宜自行停藥，一定要「吃好吃滿」才行，或許服用一、二天後，症狀已經緩解，但如果此時就貿然停藥，細菌可能又會反撲，再次造成感染，或是引起抗藥性，原來的藥就沒有效了。此外，像是抗憂鬱劑，也是不宜自行停藥的藥物，一方面可能會影響療效，二方面突然停藥也可能會出現戒斷症狀，一定要

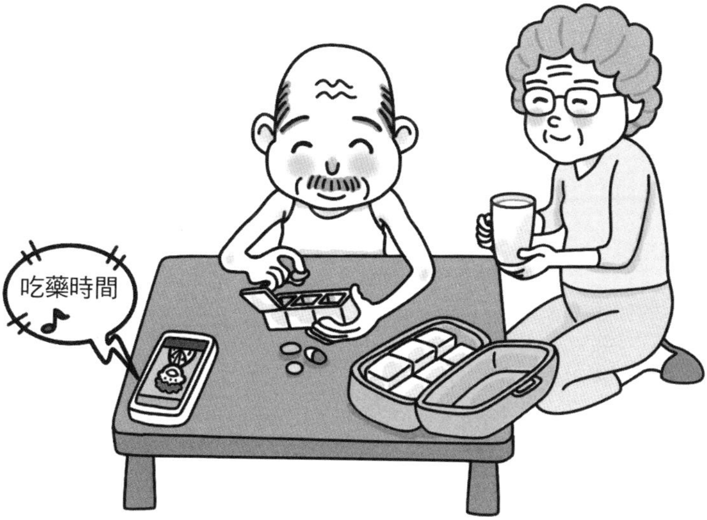
吃藥時間

跟醫生討論過，才能調整藥量。

還有一種「自己當醫生」的狀況是：一人拿藥全家吃，覺得症狀差不多，就「互通有無」。我之前有個阿嬤病患，看診時不小心說溜嘴說有在吃安眠藥，我有點納悶問：「你怎麼會有安眠藥，是誰開給你的？」她才不好意思地說：「欸，我是吃我老公的啦……」

奉勸各位長輩，每個人的狀況不同，若覺得身體不舒服，應該去看醫生，讓專業的來，真的不要自作主張吃家人的藥，吃了沒事倒也罷了，萬一吃出問題，後果可大可小。而且，同樣的症狀，有可能出自兩種不同的疾病，若是自己服藥緩解症狀後就沒繼續追究，有可能因此錯失診斷出真正癥結的機會。

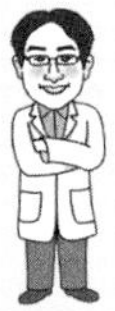

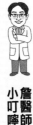

詹醫師小叮嚀

服用抗生素不宜自行停藥，一定要「吃好吃滿」，貿然停藥，細菌可能會反撲，或引起抗藥性。

Q5. 血壓、血糖飆高，要馬上就醫嗎？

如果長輩本來就有高血壓或糖尿病，一時的血壓飆高或血糖升高，我們倒不那麼擔心，比起血糖或血壓太高，我們比較擔心的反而是低血糖或低血壓。

血壓太低有可能會暈眩甚至休克，如果平常血壓都是一百多，突然有一天變成七、八十，一定要趕快去看醫生。血糖也是一樣，高血糖固然不好，但低血糖「立即的」風險更大，血糖太低時，人是會昏迷的，嚴重的話可能會危及性命。當血糖低到六十毫克／分升以下，就要趕緊吃顆糖把血糖拉上去，要是拉不上去或病人有意識模糊的症狀，就要趕緊送醫。

有人會問：那送醫到底應該要等候看門診，還是直接掛急診？

如果只是自己在家裡量到血壓飆到一百八十毫米汞柱（mmHg），或是血糖飆到二百毫克／分升，通常並不會有立即的危險，可以按一般程序掛門診看醫生就好了。

但如果長輩有低血糖、低血壓、發高燒、神智改變、使不上力、話講不出來等症狀，則千萬不要傻傻等門診，而要掛急診。因為老人家的病況瞬息萬變，很有可能會突然急轉直下，萬萬拖不得。

十年前，我阿嬤還在世時，有一天下午二點，我媽媽打電話給我，說阿嬤覺得會冷，到下午四點，量體溫時已經到三十九度，等到晚上七點，申請到病床送到醫院，阿嬤血壓只剩下七十，而她平常可是有高血壓的，卻在短短幾個鐘頭內病情驟變，弄到休克的地步。

所以我常會提醒家屬，若覺得老人家很不對勁，應該要立刻去掛急診，而不是掛門診。門診有可能要等很久，可能一排就是三、四個小時，在這段時間，老人家的狀況有可能產生很大變化，萬一錯過搶救的黃金期，造成遺憾就令人傷感了。

我們老人科很多醫生都有遇過這樣的情形：病人掛了號，但還沒等到看醫生，就已經走了。我自己也有這樣的經驗，一位阿嬤病患坐在候診區上等著要看診，等著等著就不動了，周圍的人還以為她是不耐久候睡著了，直到護理師出來叫號時，才發現她已經過世了。

所以，老人家身體若突然有異樣，真的寧可慎重一點，也不要掉以輕心。

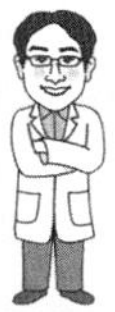

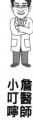

詹醫師小叮嚀

如果長輩有低血糖、低血壓、發高燒、神智改變、使不上力、話講不出來等症狀，就要趕緊送急診，萬萬拖不得。

Q6.「老倒勼」是正常的嗎？

很多老人家上了年紀以後，身高就會縮水，或是「ㄎㄧㄠ ㄍㄨ」（駝背），有些長輩覺得反正人老了就是這樣，不以為意，就這樣擺著不管。

但人之所以會「老倒勼」，可能是因為骨質變差。人的脊椎椎體原本是四方形，脊椎是椎體和椎間盤一個接一個相連綴而成，支撐身體大部分的重量。若骨質流失得很厲害，脊椎體的空洞很多、結構變差，就會被體重愈壓愈扁，變形到一個程度時，稱之為壓迫性骨折，就會產生駝背、身高變矮的問題。

雖說人的身高隨年紀增加而略有縮水的狀況並不罕見，但很明顯的「老倒勼」，絕不是一個「必然」該有的正常現象。如果老人家骨質維持得夠好，基本上是不會有「老倒勼」的問題。

若懷疑長輩有骨質疏鬆，不應輕忽，必須就醫治療，因為骨質好壞對長輩晚年的生活品質影響甚大，骨質差的老人家，不一定跌倒才會導致骨折，可能只是咳嗽、打噴嚏、彎腰拿東西，用力一下，脊椎體就壓迫性骨折變扁了。

要變矮多少才叫作「矮很多」呢？從理學檢查的角度來看，老人家身高如果低於年輕時三公分，就算是變矮頗多，必須提高警覺。

此外，也可以讓老人家背部貼著牆站立，測量頭枕部（就是後腦杓）跟牆壁的距離，正常來說，後腦杓應該可以貼著牆，但是如果有駝背現象，就會產生距離，無法貼著牆壁，如果牆壁跟頭枕部的間距超過三公分，就要懷疑是否有異常。

還有一種在家也可以簡單測試的方法是：測量肋骨下緣跟骨盆的間距。把手放在老人家肋骨最下緣，用指寬來測量從肋骨下緣到骨盆之間的間距，正常人應該要有二、三指寬，或是大於五公分這麼寬，但有骨質疏鬆的老人家，由於脊椎椎體被壓得愈來愈扁，這個間距就會變小，如果小於一指幅寬（約二公分），恐怕就有脊椎異常。

我之前就有個高齡的阿嬤病患，駝背得很厲害，身高也變矮很多，時不時還會覺得背痛，照了脊柱X光，才發現好幾節脊椎都有壓迫性骨折。

有「老倒勼」問題的老人家，應該到醫院做脊X光及骨密度檢測，如果確診，應接受骨質疏鬆的治療，以控制惡化的情況。要特別注意的是，一定要「保骨防跌」，骨頭脆弱的老人家，若是跌倒，絕對不是鬧著玩的，很有可能會造成嚴重的後遺症。

而還沒有「老倒勼」問題的老人家，也應該預防重於治療，平時就要多攝取含鈣量高的食物（理想補鈣方式，參見二〇七頁〈骨質疏鬆〉篇）、適度日晒與運動，以保留骨本，就算已經不再年輕，也要做個背挺腰直、精神抖擻的瀟灑銀髮族。

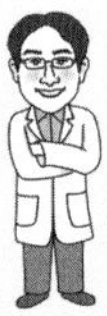

詹醫師小叮嚀

很明顯的「老倒勼」絕不是正常現象，若懷疑是骨質疏鬆則不應輕忽，必須就醫治療，以免只是稍微用力，脊椎體就壓迫性骨折變扁了。

Q7. 老人家需要減肥嗎？

年輕人在意體態，中老年人怕「三高」纏身，幾乎所有人都把「胖」視為美麗或健康的頭號大敵。

但是，對於六十五歲以上的老人家來說，真的不必刻意減肥了。事實上，體態圓呼呼的老人家，反而可能比瘦乾巴的老人家活得好、活得久。

一般都會建議將ＢＭＩ（Body Mass Index，身體質量指數，即體重〔公斤〕／身高〔公尺〕的平方）維持在十八點五至二十四之間，ＢＭＩ如果低於十八點五，即是過瘦，高於二十四，則是太胖。

對青壯人口（十五到六十四歲）來說，ＢＭＩ介於十八點五至二十四之間是死亡率最低的範圍，舉例來說，一百六十公分的青壯年，體重介於四十七點三六公斤到六十一點四公斤的人，死亡率是最低的。

但是，對老人家來說，死亡率最低的BMI區間則是二十七至三十，以剛剛一百六十公分高的例子來說，體重範圍大約是六十九點一二公斤到七十六點八公斤，是比較福態的身材。

比起過胖，我們做醫生的反而比較擔心老人家體重過瘦。過瘦比過胖危險許多，特別是短期內急速變瘦，這更是一個不可忽視的警訊，有可能是疾病或營養不良的結果，會導致生活功能降低，甚至提高死亡風險。

當然，體重過重也並非好事，肥胖會增加心血管疾病或新陳代謝疾病的風險，此外，也會增加膝蓋的負擔，但除非高齡者的肥胖問題已經會影響他的生活，例如胖到走路會喘、膝關節負擔太重、血糖居高不下、引起睡眠呼吸中止症等，否則是沒有必要特別減肥的。

不過，我必須強調，長輩們固然沒有必要特別減肥，但這絕不意味著老人家可以無限制增胖，最好還是能維持穩定的體重，若是過瘦，就該仔細推敲老人家之所以體重突然減輕的理由，有可能是吃得太少，或是因為疾病所造成，這對老人家可能是健康威脅，一定要提高警覺。

至於稍微過重，則完全不必擔心。就我在診間的經驗來看，長輩胖一點絕非壞事，看起來肉肉的老人家，通常可是比「骨感」的老人家健康許多啊。

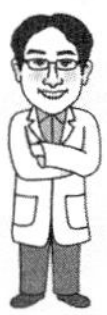

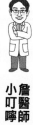

詹醫師小叮嚀

體態圓呼呼的老人家，可能比瘦乾巴的老人家活得好、活得久，除非高齡者的肥胖問題已經影響健康及生活，否則沒必要特別減肥。

Q8. 老人家不愛喝水怎麼辦？

很多老人家不愛喝水，是因為上了年紀以後，身體的調節能力下降，口渴的感覺比較遲鈍，不容易感到口渴，所以根本沒想到要去喝；另一些老人家，則是因為擔心頻尿問題，避免喝太多水，省得一直跑廁所，或是因為吞嚥功能不佳，喝水容易嗆到，索性避免喝水。

針對健康的老人家，一般建議一天的飲水量是：體重（每公斤）×三十毫升，舉例來說，一位六十公斤的老人家，每天建議的飲水量是一千八百毫升（包含來自食物裡的水分）。為了防止老人家因為忘記喝水導致慢性脫水，或許可以準備一個水壺，放在明顯可見的地方，提醒老人家，不管自己是否感到口渴，每隔一段時間就該去喝一點。若是怕睡覺頻尿打斷睡眠，晚上就盡可能不要喝太多水，避免影響睡眠品質。

不過，要特別提醒的是：上述「體重（每公斤）×三十毫升」的飲水量建議，是針對「健康的」老人；倘若老人家心臟或腎臟不好，飲水量反而應該要適度控制。

為什麼呢？因為心臟病患者若喝太多水，體液增加太多，會導致心臟負荷加重，可能會因此而心悸、呼吸困難，嚴重者會心臟衰竭；而腎臟病患者則因為腎臟無法正常排出水分，如果不節制喝水，會引起水腫等問題，有這些毛病的老人家，就不能喝太多水。

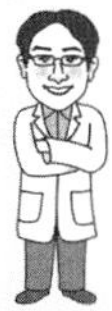

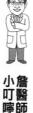

詹醫師小叮嚀

為了防止老人家忘記喝水導致慢性脫水，可準備一個水壺，放在明顯可見的地方，提醒老人家，不管是否口渴，每隔一段時間就該去喝一點。

Q9. 保健食品有吃有保庇？

有些老人家對維他命等「保健食品」有種「信仰」，認為吃保健食品是「有病治病，無病強身」。許多做兒女的，也會購買保健食品來孝敬長輩，期望長輩吃了能夠延年益壽、長保健康。

但若抱著「有病治病，無病強身」的期望去吃保健食品，有極大機率恐怕會落空；而且，萬一吃錯或吃太多，非但不能治病或強身，搞不好還會傷身。

如果老人家日常三餐就已經能做到均衡飲食，說真的，其實並沒有必要特別去補充什麼營養補充品或機能食品。截至目前為止，也沒有一個堅實可靠的大規模實證報告可以證明，如果補充了某某營養品，就可以產生什麼效果。

市面上所謂的保健食品琳琅滿目，除了藥房，超市、大賣場都可以輕易買到，還有許多名不見經傳的品牌是走傳直銷路線，很多保健食品都宣稱自己有驚人的「療效」，什麼降血脂、降膽固醇、降血糖、預防失智甚至預防癌症，講得天花亂墜，有如仙丹。

但，真的是這樣嗎？

坊間百百種健康食品的原料、製程良莠不齊，有些甚至可以說是來路不明，甚至成分可能混有藥品，老實說，吃這種保健食品的風險，恐怕比吃藥還高，起碼藥物都必須經過比較嚴謹的試驗才能上市，至少能確定服用後會有什麼反應。

有些老人家可能會說：「可是我買的保健食品不是雜牌的欸，我都是買有認證的大品牌。」但我還是想問一句：您真的有必要特別補充什麼嗎？

如果老人家有病痛，最該做的事情是就醫，而不是期望吃保健食品帶來「療效」，尤其有慢性病的老人家多半都須服藥，萬一保健食品跟老人家服用的藥物產生交互作用，更是得不償失。

如果老人家很健康，最好的營養補充方式是均衡飲食，吃真正的食物就夠了，養分容易吸收，也比較安全，大可不必去花這筆冤枉錢。

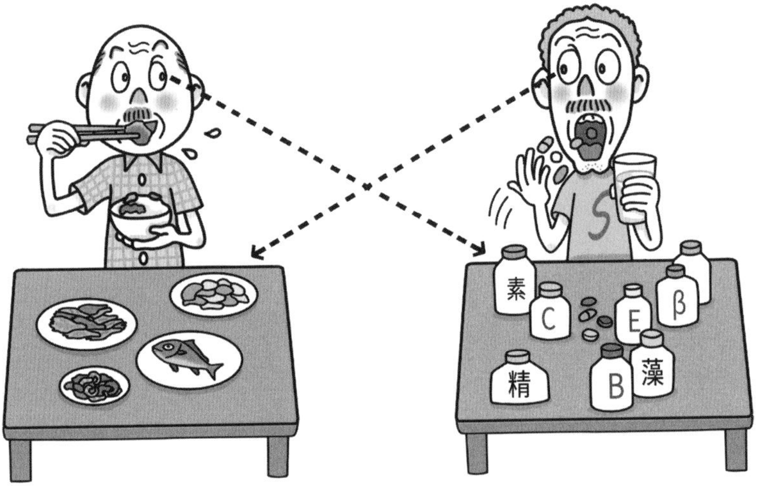
素
C
E
β
精
B
藻

而且，有些保健食品吃多了，甚至還會造成不必要的健康風險。就拿維他命E和β胡蘿蔔素（維他命A的前驅物質）來說好了，早年大家都認為維他命E有助於預防心臟病，β胡蘿蔔素則可以預防癌症，但後來的研究卻顯示，維他命E和β胡蘿蔔素並沒有這種神效，維他命E吃太多，反而會增加心血管疾病風險，β胡蘿蔔素就更令人驚訝了，甚至可能會增加肺癌風險。

很多人認為吃維他命C可以治療或預防感冒，但後來的研究也已經打破了這種說法，萬一吃得太多，還可能會增加結石風險。而常被用來「養骨」的鈣片，吃太多也會導致便祕。至於被大家吹捧為可以預防失智的銀杏，目前也沒有任何實證研究可以證明這一點。

老人家可能會問我：「詹醫師，那你是『反對』吃保健食品嘍？」

我得澄清一下，我不是「反對」，而是要看吃保健食品的「理由」是什麼。假設老人家有營養不足的情況，吃保健食品來「補不足」，我絕不反對。

比如說，有些老人是營養不良，或是日常生活中很難做到均衡飲食，像是有些老人家長期茹素，就可能會缺乏維他命B_{12}；又或者是罹癌或生病後，因為虛弱或口腔不適，食不下嚥，導致營養不足，像這種情況，補充保健食品雖不見得是「最好的」方法（我還是要強調：透過均衡飲食最好），但不失為「最方便」的解決方案。

總歸一句：要補充身體所需營養，還是「天然的尚好」！如果有病，記得要去看醫生，不要養身不成反傷身。

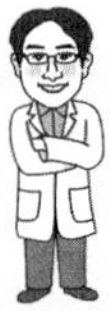

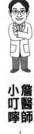

詹醫師小叮嚀

保健食品萬一吃錯或吃太多，非但不能治病或強身，搞不好還會傷身。如果老人家日常三餐就已均衡飲食，其實沒必要特別補充保健食品。

Q10. 應該讓爸媽「在宅安老」，還是送到安養機構？

這個問題並沒有標準答案，要看老人家的健康狀況、意願，以及家屬或老人家自己的經濟狀況而定。倘若老人家健康狀況還行，在宅安老就可以了，除非他自己很想要去養生村，那又另當別論。

有一些老人家覺得跟子女或媳婦、女婿一起住很不自在，加上本身個性也喜歡呼朋引伴，他們可能會覺得住養生村（或銀髮住宅）還不錯。養生村通常是提供給行動能自理的老人家住的，不少養生村環境優美，並提供豐富課程與休閒活動，又有許多同儕作伴，三餐的民生問題也不必煩惱，有些還有醫師、護理人員定期駐診，對一些老人家來說，說不定比在家安老還愜意。

不過，想住養生村，得考慮費用問題。入住得要先繳一筆金額不小的保證金，入住後，一個月的月費至少二、三萬元跑不掉，高級一點的更是所費不貲，若口袋太淺，恐怕難以負擔。但如果經濟負擔得起，到養生村養老確實是還不錯的選擇，現在願意住養生村的老人家其實還滿多的，只要老人家快樂，子女也不必拘泥於華人一定要在家養老才是孝順的傳統觀念。

而沒辦法自理、需長期照顧的老人家，若無法在宅安老，那通常就是選擇到養護機構或護理之家。基本上，這類機構也是一分錢一分貨，陽春版跟高級版的價差頗大，我建議選擇時，至少要挑選主管機關評鑑合格的，另外，一定要親自去看過現場環境再決定，避免把爸媽送進一個可能有問題的機構。

至於在宅安老，又有分是在誰的「宅」。如果老人家身體健康還不錯，大多都寧可在自己老家生活，但要注意的是，倘若其中一方先離世，剩下的那位就算原本健康狀況還不錯，之後可能也會出現變化，不可不慎。

因為，兩個人的時候可以彼此照應，三餐也會比較講究營養，但剩下一人獨居時，有時老人家可能會疏於照顧自己，甚至因為孤獨而有憂鬱等問題，針對獨居長輩，子女關心的頻率要更密集，以免老人家健康狀況下滑無人知曉。

另一種在宅安老，則是跟子女住在一起。有些跟子女住的老人家是一直住在同一個孩子家，有些則是「逐水草而居」，比如說，老人家一共有四個孩子，一年就分春夏秋冬四季到不同的孩子家住。

不管是哪一種，只要自家協調得好，讓老人家得以安享晚年就行。不過，因為每一個家庭的狀況不一樣，我之前遇過好幾個「逐水草而居」的例子，可能輪到去住某個孩子家時，老人家的健康管理狀況就會突然脫序。

像我有個患者婆婆，她每次輪到去某個兒子家住時，那段期間就會忘記來打骨質疏鬆的針，需要我們的個管師提醒。也許她兒子分身乏術，有他自己的苦衷，但我個人建議，若爸媽採行這種「逐水草而居」的狀況，不管爸媽是輪到哪一個兄弟姊妹家住，每個子女還是應該定期關心一下父母，必要時互相幫

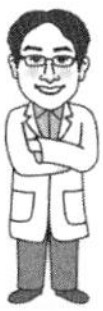

詹醫師小叮嚀

獨居老人可能疏於照顧自己，甚至因為孤獨而有憂鬱等問題，子女關心的頻率要更密集，以免老人家健康狀況下滑而無人知曉。

補一下，不能「轉手」出去以後，就當作是其他手足的責任而不再聞問。

若老人家生活功能不好或甚至是失能，但又要選擇在家安老的話，就得有人照顧，不管這個人是親人或是看護。照顧生病的家人，是一件負擔不輕的事，尤其當家人失能時，照顧壓力愈大。我自己看過很多由親人照顧的例子，最後都是由家裡面那個「產值」相對其他手足較低，或是沒有結婚生子的那個子女來負責，雖說是至親，但照顧人畢竟是辛苦的，如果手足又比較沒有付出關心，很多時候，就難免產生怨懟，或是最後照顧者心力交瘁不堪負荷。

雖說清官難斷家務事，每個家庭有他自己難唸的經，但我個人是覺得，假設照顧老人家的重擔是落在其中一個手足身上時，其他兄弟姊妹若能在費用或其他有形無形的方面，提供一些補償，某種程度應該可以減輕不少主要照顧者的財務及心理負擔。

若老人家生活功能十分不佳，申請外籍看護也是個居家照護長輩的辦法。

順帶一提，很多民眾認為：只要巴氏量表（詳見附表一）分數到了（未滿八十歲，巴氏量表評估三十五分以下或需要二十四小時照護者；年滿八十歲以上，巴氏量表評估六十分以下者；年滿八十五歲以上，巴氏量表評估為輕度依賴照護），就「一定」可以申請外勞。這個觀念並不完全正確。

申請書上，除了巴氏量表分數，還有一頁是各項特定病症、病情、病況及健康功能附表（詳見附表二），若符合前面1到13項，比較能夠「快一點」申請。此外，失智症（第14項）也是評估選項之一，但必須經過CDR（Clinical Dementia Rating，臨床失智評估），這時候，就不使用巴氏量表了，而是經神經科或精神科專科醫師簽章才能夠開立證明。

如果都不符合，但經由醫師專業判斷，評估認定為罹患嚴重病況且健康功能狀況不良者，經六個月觀察病情穩定者（第15項），也得開立證明，而六個月的觀察，通常是說這個醫師看了六個月以上，知道病情是穩定的。

所以說，如果本來就是我們的長期病人，因為功能退化，需要申請外籍看護，由於已經看了超過六個月，只要分數有到，大致上就可以開立證明；如果是新病人，我們就會請病人要就診六個月後再開了。

因為病人家屬不瞭解，常常會發生誤會，所以特別說明一下。

附表一 巴氏量表

項目	分數	內容
1. 進食	10	□自己在合理的時間內（約10秒鐘吃1口）；可用筷子取食眼前食物；若須使用進食輔具，會自行取用穿脫，不需協助。
	5	□需別人協助取用或切好食物或穿脫進食輔具。
	0	□無法自行取食。
2. 移位 包含由床上平躺到坐起來，並可由床移至輪椅	15	□可自行坐起，且由床移位至椅子或輪椅，不需協助，包括輪椅煞車及移開腳踏板，且沒有安全上的顧慮。
	10	□在上述移位過程中，需些微協助（例如：予以輕扶以保持平衡）或提醒；或有安全上的顧慮。
	5	□可自行坐起但需別人協助才能移位至椅子。
	0	□需別人協助才能坐起，或需兩人幫忙方可移位。
3. 個人衛生 包含刷牙、洗臉、洗手及梳頭髮和刮鬍子	5	□可自行刷牙、洗臉、洗手及梳頭髮和刮鬍子。
	0	□需別人協助才能完成上述盥洗項目。
4. 如廁 包含穿脫衣物、擦拭、沖水	10	□可自行上下馬桶，便後清潔，不會弄髒衣褲，且沒有安全上的顧慮；倘使用便盆，可自行取放並清洗乾淨。
	5	□在上述如廁過程中需協助保持平衡、整理衣物或使用衛生紙。
	0	□無法自行完成如廁過程。
5. 洗澡	5	□可自行完成盆浴或淋浴。
	0	□需別人協助才能完成盆浴或淋浴。

（續下頁）

附表一（續） 巴氏量表

項目	分數	內容
6. 平地走動	15	□使用或不使用輔具（包括穿支架義肢或無輪子之助行器）皆可獨立行走50公尺以上。
	10	□需要稍微扶持或口頭教導方向，可以行走50公尺以上。
	5	□雖無法行走，但可獨立操作輪椅或電動輪椅（包含轉彎、進門及接近桌子、床沿）並可推行50公尺以上。
	0	□需要別人幫忙。
7. 上下樓梯	10	□可自行上下樓梯（可抓扶手或用拐杖）。
	5	□需要稍微扶持或口頭指導。
	0	□無法上下樓梯。
8. 穿脫衣褲鞋襪	10	□可自行穿脫衣褲鞋襪，必要時使用輔具。
	5	□在別人幫忙下，可自行完成一半以上動作。
	0	□需要別人完全幫忙。
9. 大便控制	10	□不會失禁，必要時會自行使用塞劑。
	5	□偶爾會失禁（每週不超過1次），使用塞劑時需要別人幫忙。
	0	□失禁或需要灌腸。
10. 小便控制	10	□日夜皆不會尿失禁，必要時會自行使用並清理尿布尿套。
	5	□偶爾會失禁（每週不超過1次），使用尿布尿套時需要別人幫忙。
	0	□失禁或需要導尿。
總分		＿＿＿＿ 分（總分須大寫並不得有塗改情形，否則無效）

資料來源：衛生福利部

附表二 各項特定病症、病情、病況及健康功能附表

1. 皮膚嚴重或大範圍（30%以上）之病變導致生活功能不良者，如嚴重灼燙傷或電傷、天疱瘡、類天疱瘡、紅皮症、各種水疱症、魚鱗癬、蕈樣黴菌病及 Sézary 症候群。
2. 重度骨關節病變導致骨質脆弱或髖、膝、肘、肩等至少兩個關節僵直或攣縮導致生活功能不良者。
3. 雙側髖或膝關節經手術（如人工關節置換或重整術）後仍功能不良，須重置換，且其運動功能受損，無法自行下床活動，生活功能不良者。
4. 重度類風濕性關節炎併發多處關節變形，導致生活功能不良者。
5. 重度或複雜性或有併發症之骨折（如雙下肢或一上肢併一下肢骨折、開放性粉碎性骨折且合併骨髓炎等），影響運動功能或需靠輔助器才能行動，導致生活功能不良者。
6. 慢性阻塞性肺病，導致肺功能不良，影響生活功能之執行者。
7. 腦血管疾病導致明顯生活功能受損者。
8. 腦傷導致明顯生活功能受損者。
9. 腦性麻痺明顯生活功能不良者。
10. 脊髓損傷導致明顯生活功能受損者。
11. 中樞、周邊神經及肌肉系統病變，其肢體運動功能障礙達重度等級以上，明顯生活功能不良者。
12. 截肢併明顯生活功能受損者。
13. 兩眼矯正視力皆在0.1以下者。
14. 失智症：本項目得以CDR（臨床失智評估量表）做判斷之參考。
    (1) CDR 2分以上者，須由一位神經科或精神科專科醫師簽章。
    (2) CDR 1分者，須由兩位神經科或精神科專科醫師一致認定確有專人協助照護必要，並予簽章。
15. 其他經醫師專業判斷評估認定為罹患嚴重病況且健康功能狀況不良，經6個月觀察病情穩定者。
16. 其他。

資料來源：衛生福利部

Q11. 要讓爸媽知道他們自己的真實病況嗎？

當父母親罹患比較難纏的病症時，到底要坦言相告，還是隱瞞他（她），報喜不報憂呢？

會有這種顧慮，通常是得到癌症之類的重症，子女擔心老人家承受不起噩耗，所以躊躇不決是否該告訴爸媽。但是，我的看法是，應該還是要讓病患本人知道自己的狀況。

華人常有一個觀念：小時候的各樣健康決定，是爸媽幫孩子決定的，而年老了以後，則是子女幫父母作主。小孩子不懂事，缺乏自主性，由父母代為決定，完全合理；但一旦成人之後，應該是本人才有權利做自己的醫療決定，不過在華人社會，經常會有家族成員替病患本人決定治療方向的傾向，甚至於病患實際的狀況，也由家人決定要不要讓本人知曉。

我的住院醫師訓練是在美國完成的，西方醫療很強調病患的個人意志，只要病患本身意識清楚，他自己才是決定自身疾病治療方向的人，所有東西都要由病人親簽。這種作風對我影響很深，基本上，只要病人問起，我一定據實相告，而且現在又有《病人自主權利法》，我們有義務要跟病人講清楚。

以前資訊比較不發達，人們也習慣老了以後就依賴子女；然而，現在的老人家，自主性都還滿強的，八、九十歲的老人家或許相對比較依賴一點，但六、七十歲的老人家，大多都還很精明，很多人以前根本是社會中堅，閱歷很豐富，怎麼可能瞞得住這些人？

試想，每次來看醫生，若老是看到醫生跟家屬交換眼色，一直推託說：「報告還沒出來，還在確認中。」難道老人家心裡不會覺得這裡頭一定有什麼不對嗎？而且，如果家屬真的跟醫生聯手起來瞞住老人家，但老人家病情卻改善有限時，病患也會懷疑是否治療不力，最後萬一本人發現，經常是打擊更大，還不如一開始就誠實告知的好。

而已經很老的長輩，其實大多對自己的身體也都心裡有數，即使刻意避重就輕，他們也會感覺到不對勁。其實，到這年紀，他們或多或少也都已經有心理準備，對於一些不是很好的消息，早有接受現實的智慧，他們的心理素質，不見得像子孫想像的那樣脆弱。

再說，以現在的醫療技術，即使是癌症，也有機會治癒或是長期控制，讓老人家知道自己身體的狀況，之後做任何治療，他心裡也比較有所準備，不至於因為副作用而浮現更多狐疑。

考量國情，未來要做何種方向的治療，或許可以家族成員彼此討論商量一下，但是，老人家只要沒有失智，腦筋還不糊塗，還是該讓他本人知道病情，畢竟只有本人才是自己生命的真正主人，讓他決定，才是真正的尊重。

詹醫師小叮嚀

老人家只要沒有失智，腦筋還不糊塗，還是該讓他知道病情，畢竟他才有權利做自己的醫療決定。

Q12. 該陪同長輩就醫嗎？

如果長輩身體還算健康，行動無礙，只是一般小病要看醫生，或者只是慢性病要回診拿藥，讓他自己去就醫是沒有問題的。

但是，若老人家病況比較複雜、病況控制得不好；或是長輩認知功能退化，每次去看完醫生，回來都交代得不清不楚，聽不懂或記不住醫囑，有些病人甚至一問三不知，完全搞不清楚自己為何要來看醫生：「啊就我兒子幫我掛的，我就來看啊！」

像這些情況，就需要有人陪同，而且最好是同住者或比較瞭解長輩生活的照顧者陪同比較好。

陪同就醫的目的在於：把老人家目前生活與身體狀況跟醫生回報，同時也能瞭解目前的治療目標、用藥以及治療效果。

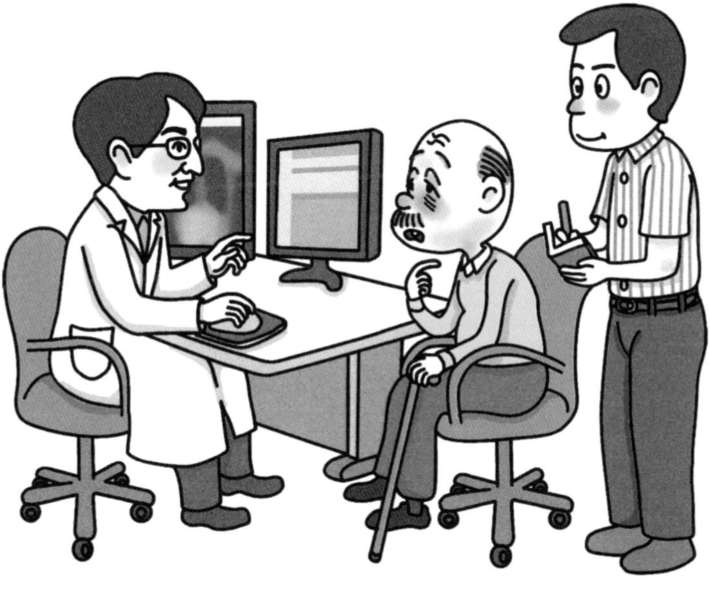

在醫院陪伴長輩就醫的人，很多都是外籍看護，這並沒有什麼不好，但是，每一位外籍看護的語言溝通能力不同，細心程度也不同，有些外籍看護溝通能力很強，會很詳細聽取醫生意見並記下醫囑，同時也會細心回報病人狀況，但也有些外籍看護只是單純送長輩來醫院就診，無法這麼周到細緻。

我建議，若長輩狀況不穩定，外籍看護又無法妥善傳達雙方資訊的情況下，做子女的最好還是能請假抽空陪同長輩就醫，有住在一起自然是最好，但就算平常沒有一起住，起碼溝通上會比較順利。

陪同就醫可不是人到就好，而是要扮演好「橋梁」的角色。有些資訊應該要事先準備好，包括：瞭解長輩病史、記下長輩最近不舒服的症狀、目前服用的所有藥物清單（由於許多長輩有多項慢性病，為避免重複用藥，這項工作務必要充分落實）、各項檢查報告的結果等，這樣在看醫生時，才能夠讓醫生迅速掌握病人的問題。對於醫生的解說，也應該細心記下，並詢問用藥的注意事項以及可能的副作用等。

倘若長輩並沒有請外籍看護，子女又實在分身乏術，無法做到經常陪病，也沒有合適的親友可以幫忙，或許可以考慮花點錢，申請居家服務，陪伴長輩就醫。但因居家服務員不可能瞭解長輩平常的狀況，上面我提醒的那些前置準備工作，一樣不可省，在合作時將資訊轉達移交給居家服務員，如此才能夠達到陪同就醫的最佳效果。

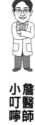

詹醫師小叮嚀

陪同就醫要扮演好「橋梁」的角色，把老人家目前生活與身體狀況跟醫生回報，同時瞭解目前的治療目標、用藥及治療效果。

Q13. 如何讓外籍看護成為照顧長輩的好幫手？

父母若年邁，生活功能下降太多，甚至難以自理，但眾子女又忙於工作，無法親自照顧，就必須請看護代勞。

如果經濟夠優渥，可以選本地看護，比較沒有語言和文化隔閡，但是，收費比較貴，一個月花費可能要三、四萬甚至更多，而且通常不能二十四小時陪伴在側，如果要求住在家裡，一個月費用可能會拉高到六到八萬。相較於本地看護，外籍看護的收費一個月約二萬多，套句台灣人喜歡講的話：CP值（性價比）比較高。

本地看護的收費，大概只有口袋夠深的人才比較遊刃有餘，像我有個事業有成的朋友，就請了兩位本地看護照顧他年邁父親，一位負責照顧起居，另一位則專門負責醫療。

但對於廣大的升斗小民來說，不大可能一個月花這麼多錢在看護上，所以大多數家庭還是會請外籍看護，費用負擔比較輕省一點。

偶爾會有家屬問我：「要怎麼樣才能找到合適的外籍看護？」關於這個問題，我也沒有答案，每個家庭都想找語言可以溝通、聰明靈巧、細心體貼，又安分守己不會「落跑」的外籍看護，但並不是人人都這麼幸運，很多家庭還是得經過幾番磨合，才能摸索出一套彼此都能接受的相處模式，甚至要「試錯」更換好幾次，才能找到合適的看護。

由於更換看護的中間會有一段人力空窗期，這段時間，就得找本地看護或其他人力去填補，對很多家庭來說，此時就會特別焦頭爛額。

我阿嬤一百多歲才走，以前我家曾請過頗長一段時間的外籍看護，我有很多病人也是由外籍看護照顧，根據我個人經驗和所見所聞，其實滿多家屬、受照顧者與看護之間的緊張關係，都是因為溝通問題，若能夠把這個環節處理好，也許就可以省去很多麻煩，讓看護成為照顧爸媽的得力幫手。

以下幾點，是我個人的一些建議：

❶ 交辦事項要夠清楚

雖說外籍看護在來台工作以前，都必須接受一段時間的語言、文化、照顧技巧等訓練，但對於經驗還不夠多的外籍看護來說，這短短幾百小時的訓練，恐怕仍不足以應付雇主所有的需求，在溝通上，有時候還是會出現「雞同鴨講」的窘況，雇主要更有耐心一些，並給予清楚的指示。

什麼叫作清楚的指示呢？比如說，可以把每天需要完成的工作列成清單，甚至可以附上何時該執行工作的時刻表，方便照表操課。為了讓外籍看護充分瞭解工作內容，這份清單必須翻譯成英文以及看護本國的文字，可能的話，最好還能有圖示，就更能降低發生誤會的情況。

若無法自己量身訂做工作圖文清單，有些縣市政府有提供一些相關的圖文照顧手冊（例如台北市目前就有提供中英、中印、中越三種版本的照顧手冊），需要的民眾可以去索取，或上網去下載；此外，有些網站如「愛長照」等，也有給外籍看護的相關照顧手冊可下載供雇主列印。

此外，雇主在交辦看護事情時，除了用講的，最好也能親自示範給看護看，比如說，親自操作家中電器以及各種設施給對方看，或示範自己希望看護怎麼幫爸媽拍背、翻身、按摩等，雖然這過程可能有點麻煩，但會比單純用語言溝通還清楚許多。

❷ 管理方式恩威並施

雇主一定要記住一點：看護是「幫手」，而不是「下人」。在溝通態度上，千萬不要頤指氣使，必須要不卑不亢、溫和尊重。此外，雇主也不應抱著「撈本」的心態，壓榨外籍看護，該讓對方也有休假或喘息的時間。

● **想知道更多**

台北市勞動力重建運用處官網提供中英、中印、中越三種版本外籍看護照顧手冊下載，請參見：https://reurl.cc/EyYjk

有些家屬聽朋友說，對外籍看護太好，會把他們「寵壞」，到時候反而很「油條」，會騎到雇主頭上，很難叫得動。我說的「尊重」，並不是「寵」或一貫的懷柔，而是把外籍看護當作是「工作夥伴」。

其實，這就好像職場上的眾生相，面對工作，有人兢兢業業，有人混水摸魚；有人舉一反三，有人則一步一動。我在醫院看過把阿公阿嬤晾在一旁，自顧自滑手機或跟其他看護聊天聊到忘我的看護，但也有看過那種細心照顧，不斷逗長輩開心，陪病時認真記下或錄下醫囑的看護。

有些看護十分有情，因為跟她所照顧的阿公阿嬤朝夕相處，發展出很深厚的情誼，阿公阿嬤走的時候，外籍看護比家屬哭得還要傷心。如果有幸遇到這種真情相對的看護，一定要好好珍惜對方。

面對慧根、性格不同的「員工」，作為管理者的雇主，最好能做到「恩威並施」，才能有效管理。

遇到被動或比較沒這麼靈光的看護，就要給予更詳細清楚的指令，立下工作標準，當看護工作做得不夠好或犯錯時，必須嚴肅鄭重告誡，清楚提出自己的期望值；另一方面，如果看護很盡責，表現很好，除了誇獎這種口惠，最好偶爾也能給一些實質上的獎勵。倘若家裡老人家比較難相處，雇主也該給外籍看護一些鼓勵和安慰，緩解她的情緒壓力。

❸ 有些事最好親力親為或反覆確認

家屬延請外籍看護照顧爸媽，並不是從此就撒手不管，全部交給看護了，有些事情，例如給藥，家屬最好還是能親力親為事先分好藥，或是確認看護真的已經充分瞭解，才能安心交託。

為什麼我會特別提這點？因為有些外籍看護的經驗還不充足，或者語言比較不通，萬一沒弄清楚，有時候會讓病人陷入風險。我曾經開抗凝血劑給一位阿嬤病人吃，這種抗凝血劑有兩種：一種是五單位，另一種是一單位，起初我是開半顆五單位的，但因為看阿嬤的數據似乎有一點降得太多，我就改開兩顆一單位的。

沒想到後來一抽血，發現阿嬤的抗凝血指數竟然更不對勁了，我就細問了一下，原來是外籍看護沒聽懂，竟然拿之前開的五單位的藥，一次給阿嬤吃兩顆！幸好發現得早，不然後果不堪設想。

我會建議，像吃藥這種事，最好家屬能親自確認一下，如果老人家無法自己吃，家屬最好能去買那種分小格的藥盒，把老人家要吃的藥按星期幾、早中晚分裝好，以免發生錯誤。

總之，聘請外籍看護，家屬一定要有正確的觀念：他們是來分攤子女的照顧工作，而不是來代替子女盡孝，作為子女，該給老人家的關懷仍然不可少。

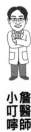

詹醫師小叮嚀

若能夠把溝通問題處理好，也許就可以讓看護成為照顧爸媽的得力幫手，雇主要更有耐心，交辦事項要夠清楚，而且要讓看護有休假或喘息的時間。

PART

II

我們是
怎麼變老的？

人老了，通常會有什麼變化？

什麼時候人算是開始進入「老年」？

根據退休年齡，最常見的定義會告訴你：六十五歲以上就算是老年人，但這其實沒有生理依據。「老化」這件事，有極大的個體差異，台灣有很多民國四〇年代出生的企業家現在還一天到晚飛來飛去，生龍活虎在他們的企業帝國日理萬機，但也有人才六十幾歲就不良於行或臥病在床。

因為基因、環境、生活型態、疾病等變數，每個人老化的速度也有很大差異，所以即使年齡差不多，但有些人顫顫巍巍、老態龍鍾，有些人則彷彿是不老男神、凍齡女神，精力依然充沛，可以登玉山、跑馬拉松、泳渡日月潭，比年輕人還猛。

即使在同一個人身上，每個器官的老化速度也不一樣，有些器官退化得厲害，有些器官則幾乎沒有什麼變化。

雖然老化有極大的變異性，沒有放諸四海而皆準的標準，但可以確定的是，人體各器官的儲備量，確實會隨著年齡而逐漸消失，一旦遭遇外來的挑戰時，就比較不容易維持恆定，所以年紀愈大，就愈容易生病。根據統計，八成的成年人沒有任何慢性疾病，可是六十五歲以上的老年人中，卻有三分之二有慢性病，有八分之一的老年人甚至還有三種以上的慢性病。

在此我要鄭重說明：疾病並不是老化的一部分，而是因為人老了，身體儲備量變低，受到壓力時，就比較容易變得不穩定，或是功能變得比較不靈光，就好像機器用久了難免會折舊，不可能像剛出廠時功能這麼犀利。

迎向銀光歲月，一般而言，到底會帶來哪些變化呢？以下，我針對一些常態性老化（Usual Aging）現象一一解說。

身體組成：肥肉增多，肌肉變少

很多人年輕時怎麼吃都不胖，但上了年紀以後，明明也沒有吃比較多，但不知道為什麼卻「天增歲月人增肉」，這是因為人的基礎代謝率會隨年紀逐漸降低，大約每十年減低二％。拿我自己來說，我現在快五十歲，跟二十啷噹的我相比，也變胖了不少，這也是因為基礎代謝率不如年輕時高的緣故。

隨著基礎代謝率降低，人六十五歲以後，熱量需求只剩下年輕時的七成左右，所以即使飲食量沒有變多，但因為消耗得慢，自然就會發福。

就算體重沒多大變化，身體結構的「組成比例」也和年輕時截然不同。有些老人家可能沒變胖，但體型看起來卻很像早期好萊塢電影裡的外星人，四肢小小的，肚子大大的，脂肪組織比例上升，非脂肪比例則下降，白話一點說，就是「肥肉變多，瘦肉變少」。

人上了年紀以後，肌肉纖維數目和體積都會減少，從三十歲到八十歲，人的總體肌肉質量大概會減少三分之一，四十歲以後，肌肉量會以每十年減少八％的速度流失；七十歲以後的流失速度更快，大約是每十年減少十五％，尤其以下肢近端的肌肉（大腿）影響最大。

當肌肉量減低太多，導致肌力下降太多，則可能會罹患「肌少症」。肌少症最明顯的症狀就是肌力下降跟行動能力變差，例如，擰不動抹布或毛巾、從椅子上起身很吃力、走路速度變得遲緩等。

目前針對肌少症，並沒有特效藥，只能透過補充營養（比如說，多補充蛋白質）和適度運動的方式來改善，最好還是能在肌力喪失之前防患未然。

就我們接觸這麼多長輩的經驗，發現有運動習慣的老年人，肌肉流失較少，當然，老年人整體的肌肉質量當然還是會降低，不能跟年輕時比，請容我

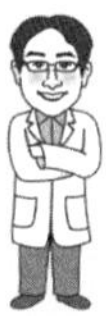

詹醫師小叮嚀

人上了年紀以後，肌肉纖維數目和體積都會減少，肌肉量減低太多，可能會讓行動能力變差，有運動習慣的老年人，肌肉流失會比較少。

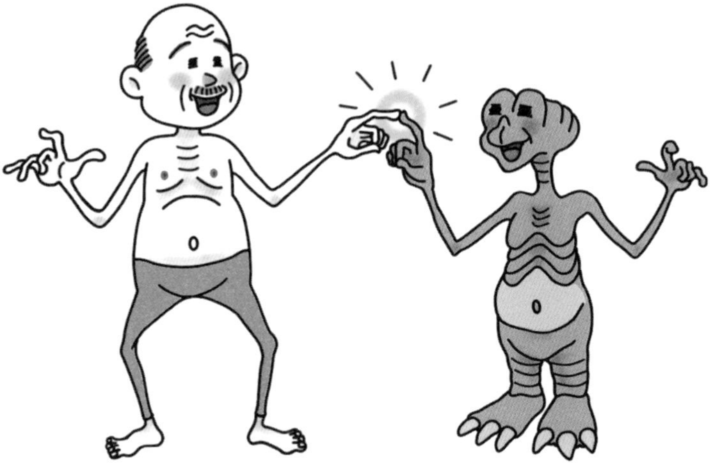

用火鍋肉片來比擬，和「青春的肉體」相比，老人家的肉橫切面「油花」勢必會變得較多，但是，有運動習慣的老年人肌肉質量肯定比四體不勤者來得好。

骨骼關節：骨質流失，軟組織退化

大部分人從三十五歲起，骨質就會開始明顯流失，女性流失的速度又比男性快，從四十到八十歲，男性的骨質大約會減少十至十五％，女性則會減少二十五至三十％。

女性本來就比男性骨質流失要快，停經以後更是急速狂掉。還沒有停經前，每年大約會流失零點五到一％，但是停經後，一年會掉三％左右，而且會連續掉個六到八年，才會慢慢穩定。

當骨密度不足時，就很容易骨折。年輕人跌倒，爬起來拍拍灰塵又是一條好漢，通常不會有什麼大礙，但阿公阿嬤跌倒，可能一摔下去骨頭就斷了。甚至根本不用強力撞擊，有些長輩只要打個噴嚏，「哈啾」一聲，背部的骨頭竟然就扁掉了，這種狀況就叫作脊椎體壓迫性骨折。

而一些軟組織，像是關節的韌帶也會退化，造成結構鬆動，使得關節變得比較不穩定。關節軟骨退化，讓骨頭和骨頭的間隙變窄，彈性降低，若是磨損太過時，就會疼痛，產生退化性關節炎。

如果真的已經到了骨質疏鬆／骨折或關節炎的情況，當然只好用藥物或手術治療，但如果狀況還可以控制，我的建議是，老人家還是要養成運動的習慣，強化自己的平衡感，加強關節穩定性，比較不會跌倒，肌肉強度夠時，也能減輕關節的負擔。

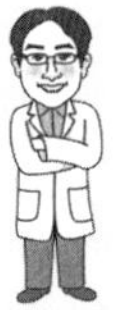

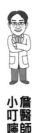

詹醫師小叮嚀

老人家關節的韌帶也會退化，使關節變得較不穩定，要養成運動習慣，強化平衡感，加強關節穩定性，比較不會跌倒。

呼吸系統：肺活量降低，抵禦病毒的能力減弱

我在門診經常遇到一些老人家，光是個感冒就病得不可開交，一開始只是單純感冒，沒想到後來卻轉成肺炎，最後甚至弄到要住院治療，出院後病情還可能會纏綿一陣子，才能慢慢康復完全。

肺功能約從三十歲左右開始退化，六十歲後更是加速退化。我們的肺泡總表面積會隨年紀愈來愈少，大約每十年減少四％，所以肺活量會變小。到了八、九十歲時，肺活量大約只剩下二十五歲時的一半。

此外，因為咳嗽功能減退、氣管纖毛清除異物效率降低、氣管黏膜分泌抗體量也降低，老人家不但抵禦感冒病毒的能力比較差，而且也比較容易罹患肺炎、慢性肺病，生病以後的恢復期也較久。

所以感冒對某些老人家來說，可不是件小事。年輕人感冒的感染範圍通常會限定在上呼吸道（鼻、咽、喉），但老人家很可能蔓延到下呼吸道（肺）。

光是感冒就可能對老人家造成威脅，流感更是不可小覷，一個弄不好，就

可能會引起嚴重併發症甚至死亡。從預防醫學的角度來看，我會建議長輩們每年都應該去打流感疫苗，還沒有打過肺炎鏈球菌疫苗的長輩們，也應該去打。

有些老人家很抗拒打疫苗，可能是「聽說」有人打了疫苗產生一些後遺症、「聽說」打疫苗以後反而會生病，這些道聽塗說其實都不正確，該打的疫苗，還是該乖乖打比較「有保庇」。老人家身體狀況可不能跟年輕人比，萬一「中鏢」又引起併發症，後果恐怕不堪設想，打疫苗就是要防患未然，降低問題發生的機會。

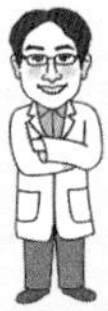

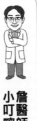

詹醫師小叮嚀

感冒對老人家來說可不是件小事，很可能引起嚴重併發症甚至死亡，建議長輩們都應該去打流感疫苗和肺炎鏈球菌疫苗。

神經系統：健忘、對外界刺激反應變慢

很多阿公阿嬤很會「講古」，幾十年前的前塵往事，彷彿還歷歷在目，講得活靈活現；但是，明明是不久前甚至是昨天才發生的事，卻可能忘得一乾二淨，或是要隔好一段時間才想得起來，有些家屬就會很擔心：「醫生，我爸爸（或媽媽）忘東忘西，是不是失智啦？」

我都要一直跟家屬解釋：健忘並不等於失智。如果老人家只是一時「雄雄」想不起來，或是偶爾丟三落四，那並不是失智，只是神經系統跟大腦的自然老化現象。

從二十歲到八十歲，我們的大腦重量約會減少五至七％，腦部的血流量、神經元數目也都會減少，負責聯絡的神經元樹突數量、突觸密度都會下降，大腦灰質與白質萎縮，腦室擴大，大腦溝變寬。

這些生理上的變化會導致什麼狀況呢？那就是對外界刺激的反應會慢半拍。所以老人家比較容易因為反應不及而受傷。思考及處理問題的反應時間也

會拉長，尤其是短程記憶，受到的影響更大，所以老人家才會經常忘記近期內發生過的事，但是這種「健忘」只是正常老化，並不是「失智」。

很多民眾都有一種觀念：人只要老了就會失智。並不是這樣的，失智並非老化的正常現象，而是「疾病」。

失智的「忘」，也不只是「雄雄想不起來」的單純健忘，那種「忘」是會明顯影響生活的，失智的人可能會「完全忘記」自己說過的話、做過的事，不知今夕何夕，也可能會記憶錯亂（比如說把兒子認作是丈夫），自理生活的能力下降（比如說找不到回家的路），甚至可能會產生妄想或性情大變，這是必須治療的「疾病」，不是自然老化的現象。

神經變遲鈍，除了影響記性，還會影響維持體內恆定的能力，老人家對溫度、光線的刺激反應都會變慢。

每年酷暑或嚴冬時，經常有老人中暑或被「冷死」的新聞，那都是因為老人適應溫差的能力退化。要補充說明的是，老人家很少是真的被低溫「冷死」的，通常都是因為老人家體內恆定性不佳，溫差誘發心血管疾病導致死亡。

有些老人家甚至連渴覺都會變遲鈍，因此沒有想到要喝水，就比較容易發生脫水危機。所以上了年紀的人，特別是身體沒那麼健康的老人家，最好能夠讓自己處於一個比較「四季如春」的恆定環境裡，並且要自主性地補充水分，才能保持安康。

詹醫師小叮嚀

老人家因為神經系統自然老化，對溫度、光線的刺激反應都會變慢，所以最好處於「四季如春」的恆定環境裡。

免疫系統：外鬥外行，內鬥內行

免疫系統是人體對抗感染的軍隊，人上年紀以後，免疫系統對抗「外侮」

的能力會下降，有時候甚至還可能會產生「窩裡反」的毛病。

其實，老年人淋巴球數目變化不是很大，「量」跟年輕時差不多，但「質」則相去甚遠。雖然「軍隊人數」一樣或只是略減，但在年輕時，這支「軍隊」是精銳部隊，上了年紀則變成老弱殘兵，防禦能力大不如前，對外來抗原的反應性不足，所以老人家感染以後，需要的康復時間就比較長。

而且，對疫苗的反應也會減弱。有些老人家以為打疫苗就像瑪利歐吃了無敵星星一樣，馬上就會產生保護力，所以覺得自己肯定不會「中鏢」，即使在流感高峰期也去人多的地方到處趴趴走。

在此我要鄭重說明：疫苗生效要一、兩週時間，而且，疫苗的成功率也不是百分之百，即使是年輕人，打疫苗也大概只有七成會產生反應，老人家更是只剩五成，並不是有打就一定不會有事。

那有些老人家就會問：「既然不一定有效，那我幹嘛打？」我都會苦口婆心勸這些阿公阿嬤，正因為免疫力下降，才更該打，無論如何，有打的族群被感染的比率還是比沒打的族群低。

雖說疫苗不一定百分之百生效，但沒打的防禦力就是零，打了至少還有相當高的比率會產生保護力。

有點麻煩的是，老年人免疫系統有時候是「外鬥外行，內鬥內行」，對抗「外侮」的能力下降，可是有時候卻會發生「友軍」不分敵我就一陣瞎打的問題，免疫系統產生很多自體抗體去找自己麻煩，演變成紅斑性狼瘡、類風濕性關節炎之類的自體免疫疾病，若發生這種毛病，就只好去找風濕免疫科的專科醫生開藥控制了。

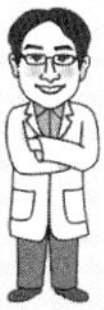

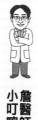

詹醫師小叮嚀

老人家對疫苗的反應會減弱，不是有打就一定不會有事，千萬不要在流感高峰期去人多的地方趴趴走。

心血管系統：血管彈性減弱，血壓步步高升

老年人因為血管彈性減弱，周邊阻力增加，血流速度減慢，血壓就可能會漸漸上升，最後可能就會變成高血壓（血壓超過一百四十／九十毫米汞柱）。高血壓是老人家最常見的慢性病之一，大概有一半以上的老年人有這個問題。

不過，很多老人家只有收縮壓變高，舒張壓則沒有太大的變化，所以血壓量出來可能收縮壓都已經飆到一百八十，但舒張壓還是維持在八十。於是問題就來了，服用降血壓藥時，藥物可沒聰明到會選擇性調整，而是收縮壓和舒張壓兩個一起降，於是服完藥血壓變成一百四十／五十，收縮壓是正常了，但舒張壓變得太低，老人家可能就會覺得頭暈、會喘、心臟無力，不大舒服。

我們老人醫學科醫生的觀念是：控制血壓固然重要，但也不能因此偏廢了生活品質與病人感受，所以我們可能不會像心臟科的醫生一樣，要求老人家的收縮壓一定要嚴格控制在一百四十毫米汞柱以下，如果老人家服藥後真的不大舒服，我們可能就會減少他的藥量，如此可能血壓數值就沒這麼「漂亮」，但

真的不必太過緊張。

我得再次強調，很多醫療研究都是以青壯年為對象，但是人老了以後，生理會有許多變化，不能把數據拿來硬套在老人家身上，在健康控制上過於「嚴峻」，有時候反而讓老人家活得更辛苦，兩者之間必須取得平衡。

不過，血壓控制的確是老年人的重要課題，血壓不控制好，也會增加冠心症、中風、心肌梗塞的風險，千萬不要說，因為詹醫師說老人家可以不用這麼嚴守數據，所以就太過放鬆，若有血壓問題，家裡還是要準備血壓計，養成監測血壓的習慣。

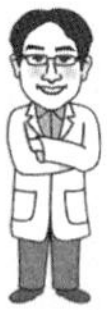

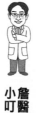

詹醫師小叮嚀

血壓控制是老年人的重要課題，不控制好會增加冠心症、中風、心肌梗塞的風險，家裡要準備血壓計，養成監測血壓的習慣。

腸胃道：胃酸減少，腸蠕動變慢

跟其他器官相比，人的胃腸幾乎沒有什麼明顯的退化，消化功能也沒有太大的差別。

不過，胃酸的分泌量及酸度確實還是會隨年齡而減少，如此一來，就可能會讓食物排空比較慢，年輕時吃八分飽大概三小時就可以消化，但上了年紀可能要花五小時才能消化完畢，所以我會建議老人家盡量不要吃太飽，少量多餐才不會覺得積食難消。

比較麻煩的是，這樣也可能會影響藥物代謝。當藥物停留在胃部比較久時，就會傷胃，以止痛藥為例，老人家吃止痛藥胃出血的比率是年輕人的五倍！對老人家用藥時要特別謹慎。

另外，因為胃酸減少，比較殺不死害菌，萬一老人家嗆咳或嘔吐，有可能會讓胃酸和細菌轉移陣地，引起吸入性肺炎。

至於腸道，主要的變化是腸蠕動會減緩，加上腹部肌肉萎縮無力，老人家也比較容易有便祕、痔瘡或發生憩室的困擾。

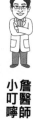

詹醫師小叮嚀

胃酸的分泌量及酸度會隨年齡減少，可能會影響藥物代謝，所以對老人家用藥要特別謹慎，而且老人家盡量不要吃太飽，要少量多餐才不會覺得積食難消。

腎臟及泌尿系統：「正常退化」並不等於要洗腎

隨著年紀增長，腎功能一定會不斷走下坡，差別只是有些人下降的幅度較小，有些人則是衰退甚多。

從三十到八十歲，人的腎重量約會減少二十五至三十%；腎元數目到八十歲時，也會減少約三十至四十%，流經腎臟的血液減少，腎絲球過濾率也會降低，也就是對毒素的過濾能力會變差。

很多老人家就會擔心：「那我會不會弄到最後要洗腎啊？」其實也不必過於憂慮，一般正常的「自然退化」通常是不會讓人洗腎的，但是如果老人家有糖尿病、高血壓，就要特別注意，因為糖尿病有可能會引起血管病變，導致慢性腎臟病，所以如果老人家有糖尿病，一定要定期追蹤腎功能。

還有一些老人家則有「吃藥一定傷腎」的錯誤觀念，怕傷腎所以不肯吃藥。在此，我要鄭重說明：一個藥物若會「傷腎」，指的應該是那種藥會「破壞腎功能」，的確有少數藥物會有這種副作用，但絕大部分的藥物其實都沒有「傷腎」的問題。

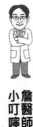

詹醫師小叮嚀

糖尿病可能會引起血管病變，導致慢性腎臟病，所以如果老人家有糖尿病，一定要定期追蹤腎功能。

但因為很多藥物必須都透過腎臟來代謝出去，倘若老人家腎臟功能較差，就得評估是否要減少藥量。減藥的原因並不是怕那些藥會「傷腎」，而是當老人家腎臟功能差時，代謝速度比較慢，導致藥物停留在體內太久，對身體會有負面影響。

除了腎臟，歐吉桑們可能還會面臨前列腺肥大的困擾。前列腺會隨年齡而漸漸增大，只要活得夠老就很難避免這種變化，如果只是外面變肥大，對生活比較沒影響，但如果是中間部分增大，就可能會擠壓到尿道以及膀胱，造成排尿困難或尿液滴漏，有一句台諺說「少年噴過溪，老來滴跤盤」，指的就是這種情況。

至於膀胱容量，老了也會變小。年輕人的膀胱大概可以容納近五百毫升尿液，老年人的則只有二百五十毫升，簡單說，容量就是從超商大杯咖啡縮成小杯咖啡，「水庫」裝得少，就會比較快滿，撐不久就必須「洩洪」。

若膀胱逼尿肌收縮無力，沒辦法尿乾淨，膀胱餘尿就多。一般來說，膀胱大約積尿一百至一百五十毫升就會有尿意，前面殘尿沒上乾淨，膀胱一下又滿了，老人家就會一直覺得有尿意。

此外，老人家也經常因為疾病（比如說，膀胱感染、內分泌失調、前列腺肥大等）或藥物副作用，而有尿失禁的問題，更年期以後的女性，因為生殖泌尿道萎縮，也經常會有尿失禁的困擾。

眼睛：目睭花花，瓠仔看作菜瓜

我們去看電影，剛走進黑漆漆的戲院，一開始會看不到東西，但只要一會兒，瞳孔就會放大，接收更多光線適應黑暗，幫助我們在黑暗中找到位置。

可是阿公阿嬤們可就不是這樣了，老人家瞳孔對光的反應遠比年輕人遲緩，他們可能在黑暗中要待上好一會兒，瞳孔才能調節光線，讓他們看得清東西，這也就是為什麼我們會建議在老人家的房間安裝一個小夜燈，免得長輩半夜起床如廁時，因為光線適應不良而跌倒。

因為感應色彩的椎細胞退化，老人家眼睛辨識色彩的靈敏度也會下降，對色差變得比較不敏感。

我記得有一次，我跟我爸去法鼓山，走在階梯時，他差點摔跤，因為對他來說，階梯看起來都是一片青青的，好像沒什麼高低分別，所以才會差點踩空跌倒。所以，我們在設計給老人家使用的居所時，如果有高低落差，最好能讓色差比較大一點，不要整片都用那種很「文青」的中性色，老人家的眼睛很難辨識只有些微差距的顏色。

因為水晶體調節能力下降，無法有效聚焦，所以會有所謂「老花眼」，這可以戴眼鏡解決；若是水晶體變得混濁，導致視線模糊或是出現黑點，則是白內障，如果已經嚴重影響生活，可以透過手術恢復視力。

視茫茫加上對色差不敏感，「目睭花花，瓠仔看作菜瓜」這種情況，在老人家身上可以說是司空見慣。

如果只是單純老花或是白內障，這些都還好改善，要特別提醒的是那些有糖尿病或高血壓的老人家，一定要好好控制血糖或血壓，並且定期檢查眼部。

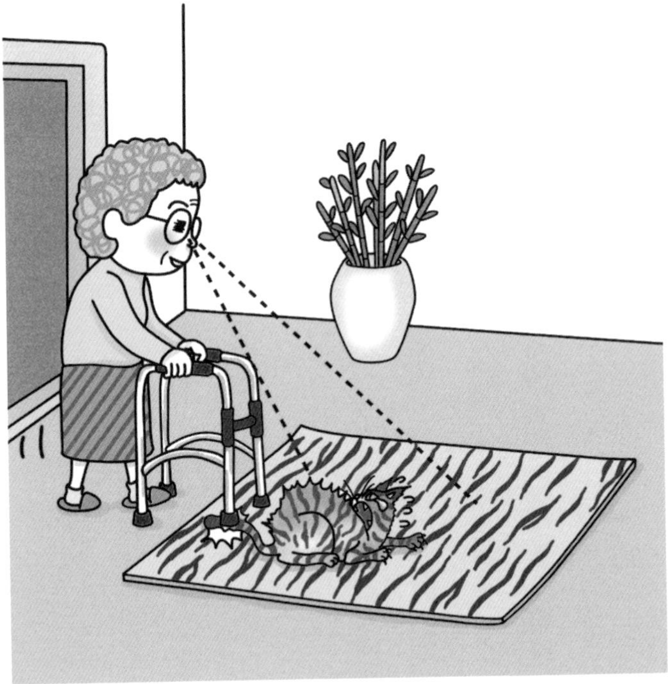

因為長期高血糖或高血壓的狀態有可能會讓供給視網膜營養的小血管受損，導致視網膜病變，這一點一定要特別注意。

除了視力退化，老人家淚腺製造淚液的功能也會變差，有時還會淚管阻塞，所以比較容易眼睛乾，但太乾時，有時又會刺激眼睛製造更多分泌物潤滑，以至於有「流目油」的症狀。

因為眼球周圍脂肪萎縮、眼瞼鬆弛，眼瞼很容易內翻或外翻，或是造成睫毛倒插的困擾。像這些問題，若影響正常生活時，可求助專業眼科醫師。

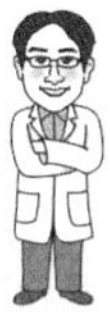

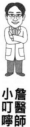

詹醫師小叮嚀

老人家的眼睛因為感應色彩的椎細胞退化，辨識色彩的靈敏度會下降，設計給老人家使用的居所，最好讓高低落差處的色差大一點。

耳朵：耳背重聽，低音比較聽得見

你會不會覺得，爸媽怎麼看電視愈開愈大聲？跟他們講話，經常「蛤？蛤？蛤？」個沒完，得重複講好幾次才能傳達明白？

這些問題，都是因為聽力退化的緣故。人類耳朵的鼓膜，會隨著年紀增加而變厚，聽小骨也會退化，這些用來傳導音波的器官，都會比年輕時不靈光，加上毛細胞（用來偵測和放大聲音）和神經元數目減少，聽力就會變差。到七十五歲左右，大概會有四成的人有耳背重聽（聽不到二十五分貝以下的聲音）的問題。

不過，在退化的程度上，高低頻聽力有些不同。一般來說，高頻聽力下降較快，低頻的聽力則下降得比較慢。所以跟老人家講話，低沉一點的聲音，他反而比較容易聽得到，所以如果要跟爸媽說話，與其尖著嗓子吼，還不如用李季準式的低沉、有磁性的聲音慢慢講，老人家還比較容易聽得到。

如果已經嚴重影響日常溝通，建議可以求助於聽力專家，必要時，可以配戴助聽器，幫助老人家聽得更清楚。

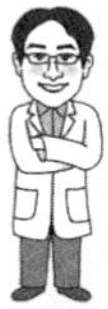

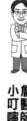

詹醫師小叮嚀

老人家高低頻聽力的退化速度不同，高頻快、低頻慢，所以跟爸媽說話，與其尖著嗓子吼，還不如用低沉的聲音慢慢講，他們比較容易聽得到。

嗅覺與味覺：食之無味

大導演李安的作品《飲食男女》中，由已故演員郎雄飾演的老朱，原本是個廚藝精湛的頂尖大師，也一直習慣用廚藝聚攏一家人的心，不過退休後，老朱竟然嘗不出味道了……

很多老人家到了一定歲數，都會有類似老朱這種「食之無味」的困擾。因為掌管味覺與嗅覺的神經大約從六十歲左右就開始退化，味蕾與味覺中樞神經元都會減少。我們的味蕾從三十至七十歲，大約會減少三十%，感覺當然就會較不靈敏，到了七十歲以上，大約有八成的老人家會覺得味覺降低。

當然，絕大多數的老人家還是嘗得到味道，不至於整個喪失味覺，但因為變得遲鈍，特別是對鹹味的感受會明顯降低，加上嗅覺也退化，就會覺得菜好像不香、沒味道，所以做菜就會愈做愈重口味。

但「呷重鹹」對血壓的控制絕非好事，所以最好能想一個兩全其美的辦法，比如說，增加食物酸或辣的味道，或是用增加一些味道較濃郁的天然香料，提升食物風味，避免攝取太多鹽分。

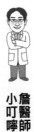

詹醫師小叮嚀

掌管味覺與嗅覺的神經大約從六十歲開始退化，可以增加食物酸或辣的味道，或是增加味道較濃郁的天然香料，以免食之無味。

牙口：齒搖口乾

大家猜猜看有多少比例的老人家有牙周問題，一半？七成？

這些都低估了，根據衛福部二〇一八年公布的最新調查，全國六十五歲以上長者牙周不健康的比例竟高達八十六點四%（在這之中，超過一半的長者是嚴重牙周病），還有四十二點三%的長者全口無牙。全部平均下來，全國老人家嘴巴裡的自然牙約是十八點六一顆，距離世界衛生組織「八〇二〇計畫」（活到八十歲時，還擁有二十顆真牙）的目標，還有待努力。

許多老人家都有掉牙問題，造成掉牙的主因是蛀牙、牙周病、牙齦萎縮等因素，就好像地基不穩，房子就比較容易倒塌。

不要以為這「只是」口腔問題就掉以輕心，或是認為反正老了就一定會掉牙，這是「自然現象」不用管它。

要知道，牙口問題不僅會影響咀嚼，根據一些研究發現，牙周病可能會增加健康風險，引起嚴重的疾病，比如說，細菌可能會沿著循環系統跑到心臟，變成心肌炎；如果老人家有用呼吸器，再加上又有牙周病，則可能會演變成吸入性肺炎。

並不是老了就一定會變成「無齒之徒」，我們也看過有些八、九十歲的老人家還是擁有一口美觀好用的堅固真牙。如果每天口腔清潔工作都有做確實，使用牙線、睡前餐後刷牙、定期檢查口腔、洗牙，有蛀牙問題或牙周病馬上找牙醫改善，好牙是很有可能跟著你一輩子的。

除了牙齒問題以外，老人家味蕾會減少，容易食之無味。而唾液分泌量也會比年輕時來得少，所以比較容易口乾，但如果不斷狂喝水，又會一直想尿尿，有些老人家行動不方便，若在夜間，動不動就要起床也會影響睡眠品質，像這種情況，我都會告訴病人要「技巧性喝水」，不妨去藥房買一個小藥杯，覺得口乾時，不要大口猛灌水，而是用小藥杯慢慢喝，並充分潤濕整個口腔，就不會因為喝太多水而頻跑廁所。

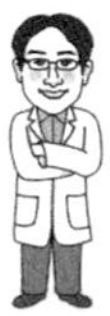

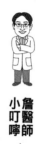

詹醫師小叮嚀

牙口問題不僅會影響咀嚼，還可能引起嚴重疾病，所以每天要確實做好口腔清潔工作，使用牙線、睡前餐後刷牙、定期檢查口腔、洗牙，有問題馬上找牙醫。

皮膚和頭髮：肉鬆鬆而髮蒼蒼

古人形容老人家「雞皮鶴髮」，意思是皮肉鬆弛多皺，頭髮變白，這正是年老以後頭髮和皮膚最明顯的改變，毛髮失去色素，皮膚也失去彈性。

我們幫老人家打針時，經常一不小心，針頭就「咻」地滑進皮肉之間，不像幫年輕人打針這麼順利。

造成這種狀況的原因，是因為人年老以後，皮膚的含水量、含脂量及細胞量都會減少，膠原蛋白與彈性蛋白也會減少，變得鬆弛多皺，最表面那一層皮膚，跟下面的結締組織有一點呈現「半分離」的狀態，所以打針時針頭很容易「滑」進皮肉之間。

因為含脂量降低，老年人皮膚比較容易乾燥，所以有時候會發癢，必須塗抹乳液止癢。

此外，汗腺也會因為年老萎縮，感覺受器的數目也會減少，也因此，老人家對於溫度調節的能力也會變差。

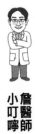

詹醫師小叮嚀

人年老以後，皮膚的含水量、含脂量及細胞量都會減少，膠原蛋白與彈性蛋白也會減少，如果皮膚因為含脂量降低容易乾燥發癢，塗抹乳液可止癢。

PART

III

銀髮族
日常保健

活力老年生活須知

老化的個別差異極大，在日常生活中，只能提供一個保健的大方向，並無放諸四海而皆準的守則。

如果老人家很健康，特別是已經年紀很老的長輩，基本上，生活上幾乎可以說是百無禁忌，年輕時怎麼過，現在就怎麼過，老人家活得快樂最重要，不需要特別限制他做什麼。但如果老人家不那麼健康，要注意的事項就比較多。

食：身體健康就不必特別忌口

一般都會覺得，年老後應該要戒這個、戒那個，比較「養生」，但如果老人家很健康，其實完全不需要特別忌口，他年輕時怎麼吃，現在就怎麼吃，高興吃什麼，就吃什麼。

至於身體不是很健康的，則要視老人家的狀況調整他的飲食內容，無法有個通則。

比如說，有三高（高血脂、高血糖、高血壓）的老人家，飲食就要少油、少鹽、少糖；有腎臟病的老人家，則不能吃太鹹、太高蛋白或高鉀、高磷的食物；有痛風的老人家，則要避免攝取過多高普林的食物。

有肌少症問題的老人家，則要注意多攝取蛋白質；營養不良的老人家，除了蛋白質以外，各項營養素也要兼顧，而且要吃進足夠的熱量。

如果老人家有牙口或是咀嚼、吞嚥困難等問題，當務之急是先盡量排除吃東西的障礙。若是缺牙或是齒牙動搖，要去看牙醫做治療或是植牙、做假牙，若是吞嚥困難，則要先研究是什麼原因造成，倘若是藥物導致的（有些精神科藥物就會導致口乾），則看看能否調整藥物，若是不行，則要設法用其他方式刺激口腔分泌唾液或少量喝水滋潤口腔，並調整食物的質地，讓老人家比較容易吞嚥下去。

有一點我想特別提醒一下：吃，應該是一件人生樂事，即使到了晚年，因為疾病或牙口問題而必須忌口，也不應完全抹煞這種樂趣。

很多晚輩會很「貼心」地把老人家的食物都弄得爛糊糊，或是盡量不調味，這樣處理雖然容易吞嚥入口或比較「養生」，但寡淡軟爛的食物實在讓人毫無食慾，根本達不到希望老人家「吃得夠、吃得對」的目的。

我建議，應該盡可能兼顧飲食的美味、營養與吞嚥容易度。比如說，如果整大塊的肉咬不動，或許可以改吃口感細緻易咀嚼的魚肉，或是做成各種變化的絞肉料理；不能下太多鹽或糖，或許可以用辛香料或香草提升菜餚的風味，讓老人家願意努力加餐飯。

除了在食物的「內容」上下工夫，也應該盡量鼓勵老人家不要獨自用餐。老伴還在的話，起碼還有個固定的「飯友」，但老伴若是先走一步，剩下來的那一個若是整天宅在家，飲食失調的機率就會大增，若實在無法常常陪伴老人家吃飯，就要鼓勵老人家走出家門參加共餐，或是尋找其他「飯友」一起吃飯，比較能提振老人家的心情與食慾。

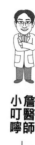

詹醫師小叮嚀

吃，應該是人生樂事，即使到了晚年，因為疾病或牙口問題而必須忌口，也要盡可能兼顧飲食的美味、營養與吞嚥容易度。

衣：維持身體恆溫很重要

老人家選擇衣物的頭號守則就是：幫助身體維持在一個比較恆定的狀態。

人上了年紀以後，身體對冷熱的調節會變差，比如說，很冷時本來應該要發抖產熱，但老人可能反應比較遲鈍，未能及時添衣，因此容易受寒。所以冬天的時候，老人家穿衣應多考慮功能性，比如說，採洋蔥式穿衣法，攜帶圍

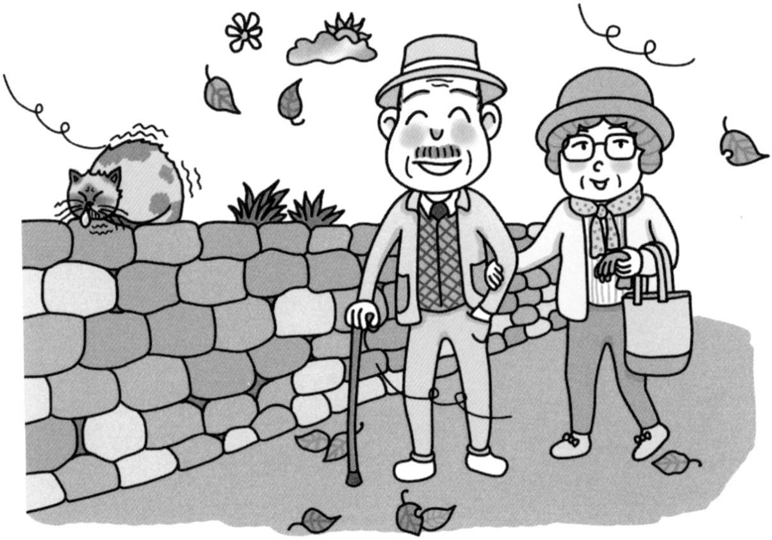

巾、帽子等保暖配件，增加機能性。

至於鞋子，因為老人家跌倒的後遺症可能會很嚴重，最重要的原則就是要選擇合腳、舒適、底部可以防滑的商品。女性長輩最好避免太常穿高跟鞋，一方面對腰部、腳部的壓力比較大，二方面也增加跌倒或拐到的風險，還是穿舒服的平底鞋比較安全。

另外想提醒的是，老人家應避免在室內穿著襪子行走，因為這樣摩擦力不足，很容易打滑摔倒，若覺得腳部寒冷想套上襪子，最好還是另外再穿上能防滑的拖鞋，以免發生意外。

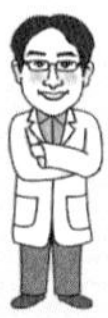

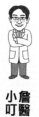

詹醫師小叮嚀

老人家應避免在室內穿著襪子行走，很容易打滑摔倒，冬天穿衣應多考慮功能性，採洋蔥式穿衣法。

住：首要考量安全與便利

在「住」的方面，要把握的三原則就是：安全、便利、維持恆定。倘若有機會裝修住宅，建議朝「通用設計」的方向，打造一個高齡友善的居住環境。

其實，「通用設計」也並非只針對高齡者，只是對於失能、身障或老人家來說，這種設計會讓他們更容易使用，但同時也不會對其他共同居住者造成困擾。簡單說，就是一種讓所有人都覺得方便好用的設計，不僅考慮到要消除障礙，同時也考慮到使用者的心情，甚至能兼顧美觀性。

舉個例子來說，老人家的握力和手腕力量通常比較弱，因此最好捨棄需要旋轉的球型把手，改成下壓就能施力的橫向把手，橫向把手不僅老人家覺得好用，其他人用也一樣順手。還有像是去除地板的高低差（避免跌倒）、改良動線並適度放大通道與門的寬度（方便輪椅通過）等通用設計常見的範例，也都是全年齡層的家族成員皆適用。倘若無法實施大幅改裝的計畫，起碼要在現有的條件內，盡可能做到安全與便利。

我以前在金山醫院服務時，發現附近很多老人家都是住透天厝，透天厝通常有一個問題：臥室都不在一樓，而是在二、三樓，四樓則是佛堂。年輕力壯的時候，或許不覺得爬上爬下有何問題，但上了年紀以後，膝蓋恐怕就吃不消了，萬一還因病痛不良於行，別說是上四樓佛堂拜拜了，就連去二樓臥室睡覺都很麻煩。

像這種情況，我會建議盡可能把老人家的臥室遷到一樓，減少他們吃力移動的困擾，或者安裝升降機或升降椅，方便長輩移動到其他樓層。許多地方政府都有經費可以補助改裝，我們家樓下最近也接受補助，安裝了一個升降機，方便輪椅上下，相當便利。

此外，就是要看老人家的退化或失能程度，強化住宅對他們起居的輔助性。比如說，老人家若是肌肉無力或膝蓋痠軟，廁所或浴室就應該安裝把手，方便他們抓握，幫助他們在沐浴或如廁後，比較容易起身。如果老人家比較虛弱，座椅、床側也應該安裝扶手，方便抓握支撐。

根據國民健康署的調查，老人家有六成的跌倒意外是發生在家中，無論老人家健康狀況如何，家中一定要注意「防滑」。比方說，浴室地磚應該採用有防滑效果的，若沒有，起碼要貼上止滑條；家中的踩腳墊，也都要選用有防滑背膠的。除了強化防滑性，也要注意家中光線是否足夠，比較暗的走廊或是樓梯轉角都應該安裝照明燈，老人家的臥室也應準備小夜燈，免得他們因為看不清楚而跌倒。

除了安全與便利，維持舒適的溫度也很重要。因為老人家調節溫度的能力退化，最好避免處於太冷或太熱的環境，問題是，台灣很多老人家都很節儉，寧可忍耐不適，也捨不得開空調。

以前我在金山分院服務時，夏天去做家訪，很多阿公阿嬤家裡溫度都超過攝氏三十度，悶熱到像蒸籠，但還是堅持要等到孫子傍晚下課回家才能開冷氣，這對老人家的身體並不好，萬一中暑就麻煩了。

我還有個病人抱怨自己都睡不著，要求我一定要給他開安眠藥。我仔細問了原因，病人說：「因為很熱啊，熱到睡不著！」我問：「家裡沒有冷氣嗎？怎麼不開冷氣睡覺？」他回答我：「因為開冷氣睡覺太『討債』（浪費）

了。」寧可吃安眠藥也不願意開冷氣，真讓我啼笑皆非。

倘若經濟並非十分窘迫，我建議，老人家別太苛待自己，還是應該花點錢，讓家中溫度維持在恆定舒適的範圍內，對身體的負擔較小。

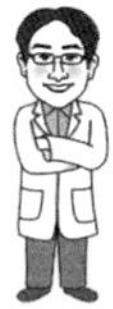

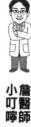

詹醫師小叮嚀

要視老人家的退化或失能程度，強化住宅對他們起居的輔助性、安全性，還有維持舒適的溫度，而且家中一定要注意「防滑」。

行：身心狀況良好，行動不受限

關於「行」，最常被問到的兩個問題就是：「老人家是不是不應該騎腳踏車、摩托車或開車？」以及「老人家到底適不適合出國旅行？」

這兩個問題，同樣沒有標準答案。長輩的行動能力，牽涉到他們的認知能力、反應能力以及健康狀況，個別差異很大。有些人即使上了年紀，還是耳聰目明，手腳靈便，像台灣南部很多老農，七、八十歲還是很硬朗，每天騎著野狼到處跑，只是因為年齡大，就禁止他們騎車或開車，似乎沒什麼道理。

但如果老人家老眼昏花、反應比較遲鈍，或是操控肌肉的能力下降，建議還是不要自己騎車或開車，搭乘大眾交通工具比較安全。

不過，台灣城鄉差異頗大，都會地區公車網絡綿密，計程車滿路跑，北高兩地還有捷運，即使不自己騎車開車，也是非常方便；然而，有些縣市或鄉鎮則可能一整天只有幾班公車，若老人家不能自己騎車開車，或是有失能問題，就等於整天只能被關在家裡，像這種狀況，家人或照顧者就有義務要帶老人家出門「放風」透氣，或是去購物滿足日常生活需求。

至於老人家到底該不該出遠門旅行？這一點，仍是要看他們的身心狀況。如果老人家生龍活虎，出國旅行有何不可？就算他想去酷寒之地看極光、到沙漠騎駱駝都沒問題。但如果老人家身體虛弱，或是慢性病控制得不好，出一趟遠門，搭十幾個小時飛機，光舟車勞頓就已經去了半條老命，這真的是花錢找罪受，萬一旅途中病情生變，更是措手不及。

像這種情形，當然就盡可能別跑太遠，免得過度勞累，或是增加生病或發生意外的風險，寧可選擇離家近一點的國家玩，或是採行國內旅遊方案就好。

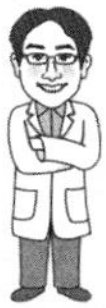

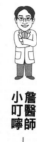

詹醫師小叮嚀

長輩的行動能力，牽涉到他們的認知能力、反應能力以及健康狀況，有些人即使上了年紀，還是耳聰目明，手腳靈便，禁止他們騎車或開車，似乎沒什麼道理。

育：替生活找到新的意義與重心

老人家的「育」，其實不需要設定什麼宏偉的目標或願景，重要的是：透過學習，為生活找到新的意義與重心。

「活到老，學到老」這句話雖然是老生常談，但的確是非常好的建議。人體很多組織的功能，像是大腦與肌肉，都是「用進廢退」，你愈是閒置不用，這個器官的退化就會愈快，所以，我很鼓勵老人家多學點東西，讓自己的身心維持在最好狀態。

六十五歲，只是一個法定退休年齡，完全不代表人活到六十五歲以後就沒有生產力了。以前的人平均壽命沒這麼長，大多數人可能活到七十幾歲就「回老家」了，會抱持六十五歲退休就要清閒度日，享十年左右「清福」的想法，也是人之常情。

但現代人壽命都很長，活到九十歲的比比皆是，如果六十五歲退休，整整二十五年就這樣無所事事遊手好閒，對很多人來說恐怕不是什麼「清福」，而是無聊到發慌；而且，老人家如果每天都只是窩在家裡看電視打瞌睡，缺乏刺激，身心退化的幅度通常會比生活充實的人快。所以，我建議老人家如果健康許可，一定要找點事情讓自己動腦、動手，保持人際互動，讓日子過得充實。

或許有些老人家會說：「我都這麼老了，哪裡還學得動啊？」或是習慣用「實用價值」去衡量學習的內容：「學那個幹嘛？以後也沒用啊！」

或許年紀大學東西不如年輕時有效率，但人的大腦終其一生都是可以學習新事物的，愈常用愈不容易退化。而就算學習的內容「不實用」，但學習的過程以及帶來的成就感，就已經能對身心產生正面效果，只要自己覺得有意思，又何必理會實不實用？

已經於二〇一八年過世、享嵩壽一百零八歲的趙慕鶴老先生，就是一個非常令人欽佩的終身學習例子。

在孫子來台依親前，趙老先生長年獨居，但他一點也不「宅」，相反的，他獨立自主，活得多采多姿。九十五歲時，為了陪小孫子考大學，他也努力去考了研究所，到校園裡跟一大群年紀可以當自己孫子的年輕人一起上課，創下金氏世界紀錄，成為世上年紀最大的研究生，九十八歲時，他拿到碩士學位；九十九歲時開始學電腦，一百零一歲時還去香港辦書法展……

趙老先生證明了一件事：年齡不是障礙，銀髮族也有資格追求夢想，人生永遠有新的可能性。

誰說上年紀就沒有舞台？

找到人生的第二跑道，繼續工作，也是一種讓自己不斷學習的途徑。

「退休」並不代表一定要「退下來休息」，六十五歲當然還是可以工作，只是步調沒有必要像青壯年時那麼緊湊，可以找一個心力足以負擔，但自己又滿喜歡的差事繼續工作。

正所謂「老驥伏櫪，志在千里」，很多六十五歲以上的人還是一尾活龍，他們胸中的豪情壯志，可是半點也不輸給青年人，對這樣的老人家來說，你讓他閒著才是折磨，忙碌工作才能帶來樂趣跟成就感。

其實，對很多老人家來說，退休後，兒女也長大了，沒有後顧之憂，正是可以追求「第二人生」的好時機。

我認識一位七十多歲的長輩，原本經營木材事業，他兒子接班以後，他便處於半退休狀態。因為空出許多時間，這個長輩後來決定去研究養魚，還要做魚菜共生，他的「新事業」不但又為他帶來一些利潤，更重要的是，讓他的人生不會無聊，反而充滿活力。

我們醫學院有很多老師都是一直工作到不能做為止，還有老前輩高齡九十幾歲都還在看診，也有不少老師退休後，又轉戰其他機構上班，繼續貢獻才智與專業，他們絕對不會覺得整天沒事做，人生好空虛。

現代人壽命愈來愈長，我相信這種「延後退休」甚至「永不退休」的情況一定會愈來愈普遍，拿我自己來說好了，只要身體條件許可，我六十五歲以後絕對還會繼續工作，能工作是一件滿幸福的事，為何要中止這種幸福呢？

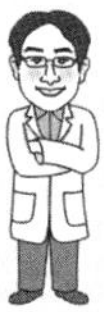

詹醫師小叮嚀

老人家如果健康許可，一定要找點事情讓自己動腦、動手，保持人際互動，透過學習，可以為生活找到新的意義與重心。

樂：量力而為，培養新嗜好

如果覺得上了年紀還要工作未免太燒腦勞心，想要過得清閒些，那也很好。不過，我還是建議長輩能夠多培養一些嗜好，不管是動態的旅遊、爬山、運動，或是靜態的園藝、烹飪、攝影、繪畫、養寵物……都很不錯，重點就是：讓自己每天睜開眼睛，都有一些事情能夠期待去做。

在各種「樂」的項目中，我特別推薦老人家盡可能養成運動習慣。要活就要動，運動不但能幫助老人家控制或預防「三高」、維持肌肉量，增加平衡感與柔軟度，從而能夠降低跌倒的機率，此外，還能活躍心智，並讓心情比較開朗，好處太多了。

而且，很多運動都是群體進行，容易找到同好，這也能幫助老人家結交朋友，拓展人際關係。

運動須循序漸進、量力而為

有些人會問：「那應該做什麼運動比較好呢？應該不是所有運動都適合老人家吧？」

誠如我先前提及的，老化的個別差異很大，因此並沒有所謂哪種運動特別適合或不適合老年人。如果老人家很健康，年輕時喜歡打網球，上了年紀一樣可以繼續打；年輕時愛跑馬拉松，老了還是可以繼續跑，並沒有什麼禁忌。

或許有人聽我這樣說會大驚失色：「老人能跑馬拉松嗎？不會猝死嗎？」

如果身體很好，平時又有鍛鍊，真的沒什麼不可以。二〇一一年的多倫多馬拉松，就有一位百歲選手富亞．辛格（Fauja Singh），花八小時二十五分鐘完成全馬，比起來，七、八十歲跑馬拉松，還真的不算什麼。只要老人家夠健康，愛跑步就跑步，愛挑戰三鐵就挑戰三鐵，無需顧忌。

問題比較大的是原本沒有運動習慣，或是健康狀況比較不理想的老人家。這類長輩若想建立運動習慣，最好還是保守一點，一步一步慢慢來，尤其健康

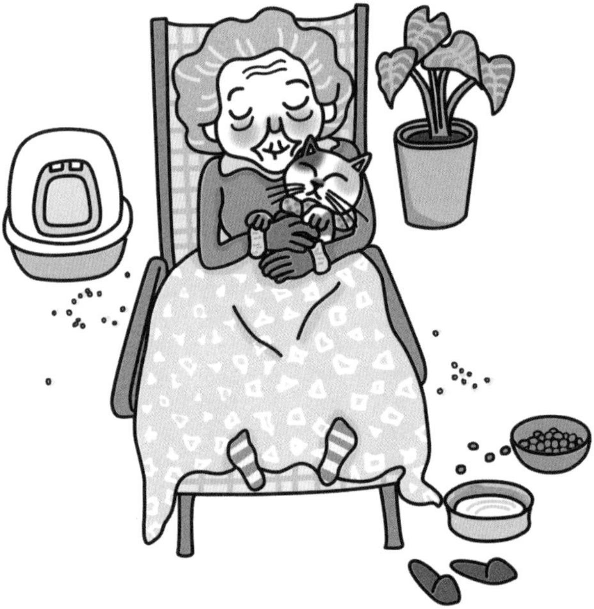

問題較多的長輩，最好能先詢問過醫生，再決定是否要投入某項運動，而且絕對不可以一次把運動強度拉得太高。

為了保險起見，少運動或不健康的老人家最好能找專業人士指導，不要自己亂做一通，以免受傷或讓身體負荷過大。建議先找復健科醫師諮詢，請他開運動處方，讓治療師教導該怎麼安全做運動。除了復健科醫師，不少運動中心或是健身房也編制有運動指導員，可以先幫老人家做體能測試後，再選擇適合的運動。

我要再三提醒：老人家運動「一定要循序漸進」，特別是平常四體不勤的老人家，絕對不可突然就大量運動，這反而對身體有害。二〇一六年台北市長柯文哲「一日雙塔」（富貴角燈塔到鵝鑾鼻燈塔）那種挑戰，可不是人人都適合，人家柯阿伯是經過專業教練指導的，一般阿伯、阿桑千萬別一時興起就輕易去嘗試。

總之，老人家不管要做什麼，都應該「量力而為」，考慮自身的狀況，再決定要找什麼樂子。

關心是最佳特效藥

最後，我想要補充一點：我當老人科醫師這麼多年，接觸過無數阿公阿嬤、叔伯姨嬸，我發現，很多長輩想要的快樂其實非常單純，就是子孫們多回來看看他們、多點噓寒問暖，如此而已。

有空的時候，別忘了回到老爸爸、老媽媽跟前，陪他們說說話、談談心，你的關懷與陪伴，就是最好的心靈特效藥。

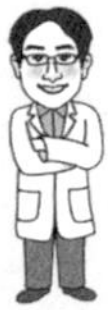

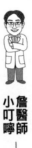

詹醫師小叮嚀

要活就要動，運動能幫助老人家控制或預防「三高」、維持肌肉量，增加平衡感與柔軟度，從而降低跌倒的機率，還能活躍心智，並讓心情開朗。

定期健檢、日常監測，避免小病變大病

要讓長輩晚年過得比較平順安樂，除了在食衣住行育樂等方面保持健康的習慣，定期健檢與日常監測也是相當重要的。

以前健康檢查還不普及時，慢性病之所以被發現，多半因為已經出現一些明顯症狀，像糖尿病就是「三多：吃多、喝多、尿多」，但在這個時代，這些慢性病通常不是因為患者出現症狀去看醫生才發現的，而是是透過篩檢得知。

許多慢性病像是高血壓、糖尿病、腎臟病、心臟病等，在很前期時，其實都沒有明顯症狀，因此若能夠透過健康檢查發現一些異常，就可以有效把這些沉默殺手擋在門外，早期發現、早期治療，避免小病變成大病，省去治療重症的身心煎熬。

依個人需求和預算決定健檢內容

至於健康檢查要做到什麼程度？檢查頻率應該多頻繁？是否有必要去做什麼「六星級」的高精密「菁英」、「尊榮」健檢套餐？該不該加碼做CT（電腦斷層）、MRI（核磁共振）、PET（正子攝影）等高階影像檢查呢？

這還是得看個人的經濟狀況與需求，倘若經濟許可，自己又很想做，當然可以選擇去做昂貴精密的健檢。

就我個人看法，雖說精密的儀器比較能夠檢查出極微小的病灶，但健檢絕非愈貴愈好，也不是項目愈多愈讚，還是要衡量每個人的狀況，再決定要安排哪種健檢，會比較符合需求，不必所有項目都要做好、做滿、做到最貴。

醫院或私人機構的健檢套餐動輒數萬，高級一點的甚至超過十萬元，倘若老人家沒有那麼多閒錢，至少要去做政府補助的老人健康檢查。台灣六十五歲以上國民，每年都可以做一次免費成人健檢，服務內容包括身體檢查、血液生化檢查、腎功能檢查等項目（細項詳見附表三）。

此外，若年齡符合資格，也可以到各大醫院去做四大癌症篩檢（分別是子宮頸抹片、乳房攝影、糞便潛血檢查、口腔黏膜檢查）。以上說的這些基本篩檢，其實已經可以涵蓋大部分健康風險，若手頭資源有限，一定要好好把握這些免費福利。

如果不想花太多錢買自費的健檢套餐，又想擁有更精確一點的檢查內容，可以在基本的老人健康檢查以外，再根據每個人的家族病史、生活狀況，另外自費做其他檢查。比如說，假設長輩以前是個老菸槍，家族中又有肺癌病史，或許就可以考慮另外花錢去做肺部電腦斷層檢查。

另外，我個人強烈建議六十五歲以上的女性，七十歲以上的男性，應該自費去做雙能量X光吸收儀（Dual-Energy X-Ray Absorptiometry, DXA）的骨密度檢測，看看自己骨質流失的程度，若有骨質疏鬆問題，就應該趕緊治療，免得之後萬一跌倒容易發生骨折，甚至只是咳嗽打噴嚏就壓迫性骨折。費用約一千多元，應該是大部分人都負擔得起的費用，但效益很高，值得一做。

附表三 免費老人健康檢查包括哪些項目？

1. 基本資料：問卷（疾病史、家族史、服藥史、健康行為、憂鬱檢測等）
2. 身體檢查：一般理學檢查、身高、體重、血壓、身體質量指數（BMI）、腰圍
3. 實驗室檢查：
   (1) 尿液檢查：蛋白質
   (2) 腎絲球過濾率（eGFR）計算
   (3) 血液生化檢查：GOT、GPT、肌酸酐、血糖、血脂（總膽固醇、三酸甘油酯、高密度脂蛋白膽固醇、低密度脂蛋白膽固醇計算）
   (4) B型肝炎表面抗原（HBsAg）及C型肝炎抗體（Anti-HCV）：民國55年或以後出生且滿45歲，可搭配成人預防保健服務終身接受1次檢查。
4. 健康諮詢：戒菸、戒酒、戒檳榔、規律運動、維持正常體重、健康飲食、事故傷害預防、口腔保健

資料來源：國民健康署

附表四 四大癌篩檢資格

癌別	檢查項目	資格	期間
子宮頸癌	子宮頸抹片檢查	30歲以上婦女	每年1次
乳癌	乳房攝影檢查	45～69歲婦女	2年1次
大腸癌	糞便潛血篩檢	50～未滿75歲，不限男女	2年1次
口腔癌	口腔黏膜篩檢	30歲以上，不限男女 目前（或曾經）有抽菸或是嚼檳榔習慣者	2年1次

資料來源：國民健康署

有紅字務必與醫師討論

健檢報告出現紅字，有些老人家有點鴕鳥心態，不想面對，心想「沒關係，明年我再測一次看看」，就擺在旁邊不管了，真的讓人又好氣又好笑，做健檢的目的就是要找出問題並解決，逃避是不能解決問題的。

還有一種老人家，則是看到紅字就驚慌失措、寢食難安，特別是一些跟腫瘤標記有關的檢測項目異常，就深怕自己是不是有性命之憂。

其實，「數值異常」跟「生病」不能直接畫上等號，先不要自己嚇自己，而是該去找醫師討論，醫師會判斷是否要轉到其他專科做進一步的檢查。

至於血壓、血糖、膽固醇這些數值，未必是超標就會有立即的危險，重要的是該如何好好控制，但如果高到一個程度，生活型態控制不足以達標，還是要加上藥物，並持續追蹤，讓這些數值維持得比較理想。

由於上述這三項數據都跟生活型態息息相關，若有異常，除了服藥控制，也要仔細檢討並調整老人家的日常生活習慣，高鹽、高糖、高油分的食物要忌口，並且要適度運動，才是治本之道。

要特別注意的是，如果老人家確診有糖尿病、高血壓，最好每一年就要去眼科做一次眼底檢查，此外，也要定期追蹤腎功能。為什麼呢？因為這些慢性病有可能會引起小血管病變，在眼睛部分有可能會引起視網膜病變，在腎臟則有可能造成慢性腎臟病，一定要多留心。

日常監測幫助長輩做好健康管理

除了健康檢查，日常的監測也很重要。

只要家裡有年邁長輩，就應該準備血壓計。我覺得老人家應養成每天量血壓的習慣，特別是人覺得不大舒服時，更是要立刻去量一量，確定生命徵象是否穩定，萬一狀況不妙，就要趕緊就醫，比如說，血壓量出來很低，只有六、七十毫米汞柱的話，不用猶豫，馬上就該送急診。反倒是量出來稍微偏高，還可以觀察一下。

除了血壓計，若長輩有糖尿病，最好也要準備血糖機，每天記錄血糖的數值變化，做好血糖管理。人的血糖值是變動的，經由居家的監測追蹤，可以幫助病人篩選飲食內容，避開那些會讓血糖暴衝的食物。而且，就像血壓計一樣，萬一測到低血糖，也可以即時就醫以免危及生命。

現在不只是年輕人黏智慧型手機，很多老人家也離不開這個玩意兒，既然如此，利用科技幫助長輩做健康管理，也是一個好辦法。

像是一些可以連接手機的運動手環、手表或其他穿戴式裝置，可以監測心跳、心律變化，還能記錄運動量和睡眠時間。某些老人家還滿喜歡這類「新玩具」，除了能夠看到自己每天的作息紀錄以外，加上達到某特定運動量時，軟體會跳出某些可愛的鼓勵畫面，也會讓老人家有成就感，願意繼續保持下去。

此外，手機的APP商店裡還有各種健康管理APP，可以輸入體重、血糖、血壓值等數值，記錄每天飲食的內容，幫助長輩管理自己的健康情況，回診時，也可以提供給醫師作為診斷參考。

不管是健康檢查，或是日常的監測，都只是工具，重要的是：根據這些結果「採取行動」，無論是就醫、服藥，或是調整飲食作息等，這些行動，才能真正使健康加分。

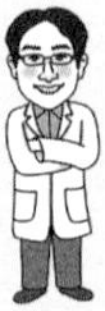

詹醫師小叮嚀

如果老人家有糖尿病、高血壓，每年一定要去眼科做一次眼底檢查，並且要定期追蹤腎功能。

就醫疑難大解惑

上了年紀以後，需要看醫生的機率會愈來愈多。關於就醫，我提出幾項家屬跟患者比較常見的迷惑，為大家一一說明。

Q——同時有許多慢性病，如何避免每天跑醫院？

之前我們有談過，為了避免老人家在不同科別團團轉，同時也避免重複用藥，最好「大部分的病都由同一位醫生看」。

如果住家附近的醫療院所剛好有老人科，那是最好。因為老人家跟年輕人的狀況很不同，通常年輕人去看醫生，都只是為了單一的問題，但老人家可能同時有很多毛病，糖尿病、高血壓、關節炎、骨質疏鬆……多病集一身，因為病症複雜度較高，幫老人家看診所需的時間，通常比看年輕人的時間長許多。

再者，年輕人病情通常不會有太大變化，但是老人家的身體狀況，可能只差一個月就差很多，或者只是因為一個變數加進來，就有很大的變化。

我有個病人，本來腎功能還可以，誰知道兩個月前，他的肌酸酐值（Creatinine）突然暴增到二點二毫克／分升（正常值是零點七至一點三，愈高愈不好），理由是老人家吃了感冒藥跟止痛藥，導致腎功能急遽惡化，像這種情況，很少會發生在年輕人身上，但在老人家身上則不無可能。

倘若住家附近的院所沒有老人科，也可以找一個自己信任的家醫科或內科醫生，同樣可以解決老人家大部分的慢性病困擾。我這邊特別強調「信任」二字，是因為良好的醫病關係，對老人家慢性病的控制大有助益。台諺云：「先生緣，主人福」，意思是：遇到一個投緣、合適的醫生，對病患來說是有福的。就我行醫多年的觀察，的確也是如此，若老人家跟這位醫生合拍，自然會比較願意聽醫生的話，也會願意乖乖回來追蹤看診，病情就會比較穩定。

至於什麼樣的醫生才是有「先生緣」的，這個因人而異，有些老人家喜歡風趣的，有些喜歡「古意」（忠厚）的，也有些人喜歡有權威感的，但最重要的是：這個醫生必須細心認真，有全人醫療的概念，而且要夠用功，能夠吸收醫藥新知。

現在資訊發達，家屬或病患本人可以多花點工夫做功課或打聽口碑，找到最適合自己的「先生緣」，讓這位醫生成為自己健康的主要守門人，就可省去多處就醫、重複用藥的麻煩。

很多慢性病的控制，可以找單一醫師治療就好。那什麼時候必須看專科？就是當老人家必須要做一些特別處置，例如做導管，只有心臟科可以做；或是某些失智症藥物只有神經科可以開，就必須另外去掛專科。

Q——到大醫院就診好，還是就近找診所看就好？

到底要去大型醫學中心就診好，還是在住家附近社區醫院或診所就可以，這也是很多家屬關心的問題。

習慣去大醫院看醫生的老人家，很多是因為他們某天突然身體不適，去大醫院掛急診，甚至在那裡住院，之後就一直留在大醫院繼續看下去了。

大醫院的優點是「一站式服務」，設備完善，所有檢查都可以集中在同一間醫院處理，但如果是在診所的話，礙於設備，就可能還要轉到其他地方做檢查。但壞處就是大醫院通常人滿為患，看診要等很久，掛上午的診，等到下午也是常見的事，若是又離家較遠，來回看一次醫生就要花去大半天。

那到底要去哪裡看比較好呢？或許有些人會說：「很簡單啊，小病去小診所看，大病再去大醫院看。」我個人比較不傾向用「大病」、「小病」作為分野，這會產生許多疑義，我比較偏向採用「疾病的穩定度」跟「治療工具」作為去哪裡看醫生的標準。

為了避免健保資源的浪費，也避免排擠到真正需要照顧的急重症病患資源，國家一直在推動分級醫療，之前健保署的「雁行專案」，就是一個大醫院與社區醫療單位合作的雙向轉診模式，若病人需要進一步檢查，基層單位就可以把病人上轉到大醫院，若病人穩定下來，大醫院就可以把他下轉到比較基層

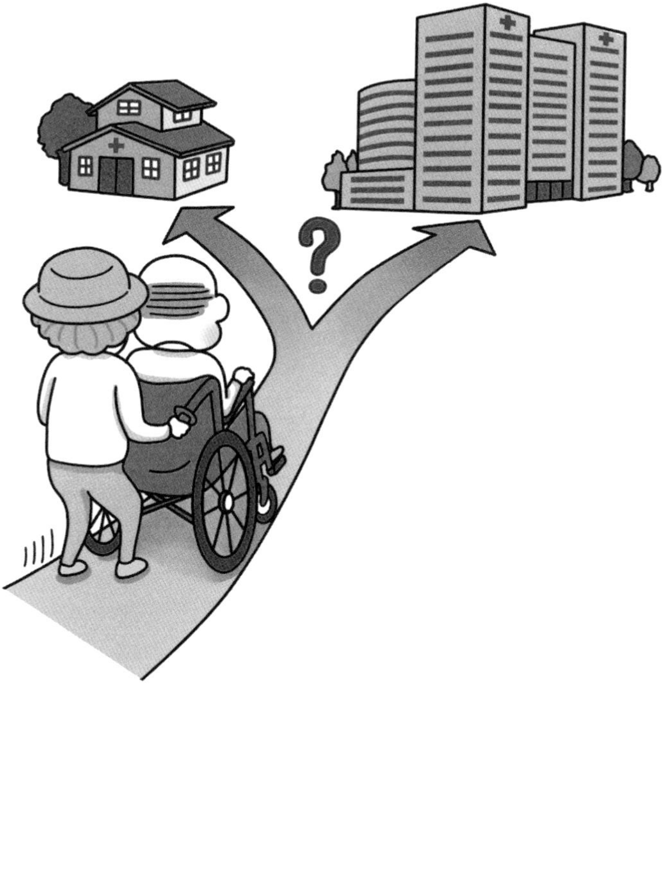

的醫療單位。

一般感冒或已經維持得很穩定的糖尿病、高血壓等慢性病，這些病在基層醫療單位處理就好，基本上只要受過訓練的內科或家醫科醫師就會看這類的病，不必一直跑大醫院看診，對患者來說，一方面費用負擔較小，二方面也省時方便。

很多病人就跟我反應過，他們去社區型的北護分院看病時，抽血、照X光、領藥等都比較快，但如果到台大醫院總院來看，經常就要等到海枯石爛、地老天荒，說真的，如果老人家病況很穩定，其實在基層看就好。

至於一些緊急、對健康的威脅性較大、處理難度較高的疾病，或是照護起來需要完善設備的疾病，那當然就一定要去層級夠高的大醫院看。以台大醫院體系為例，金山分院和北護分院都是沒有加護病房的。

以新竹來說，台大新竹分院是最高層級的醫院，設備跟台大醫院總院差不多，我們竹東分院則次級一些，沒有心導管室，也無法為病人做化療或電療，若有這類需求的病人，還是得去設備完整的新竹分院。

我們竹東分院的目標，就是希望可以涵蓋這地區居民可能會得的八成疾病，下面合作的基層醫療群可以把他們無法處理或需要特殊檢查的患者，上轉到我們這裡，我們若處理穩定後，則可以「還給」基層醫療群；至於另外二成竹東分院無法處理的疾病，則可以上轉到層級較高的新竹分院。

舉個例子來說，我的專長是看骨質疏鬆。若診所覺得平常照護的病人可能有骨質疏鬆，但因為診所沒有雙能量X光設備可以檢查，可以送來我這邊看，因為不見得每間診所都有進骨質疏鬆的藥，我會問診所醫生，之後藥是要在我這裡開，還是回去他那邊開？如果診所那裡也有藥，其實病人可以在那裡拿藥就好。

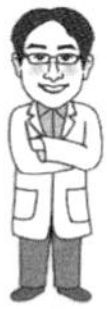

詹醫師小叮嚀

要以「疾病的穩定度」跟「治療工具」作為選擇醫院的標準，一般感冒或已經維持得很穩定的糖尿病、高血壓等慢性病，基層醫療機構就能處理，患者也省時方便。

Q——「名醫」是一種迷思嗎？

我倒不會說名醫是一種迷思，很多名醫之所以有名，就是因為他們在治療某類疾病上特別得心應手。

大型教學中心容許醫生一輩子只鑽研一種病，我有很多老師或同業，就只看某一種病，比如說只攻甲狀腺疾病，或是只攻肺癌，其他類都不看。事情做十遍，跟做一千遍的經驗值畢竟是不同的，他們在這種疾病上凝聚了畢生功力，跟各種疑難雜症交過手，所以才能成為該領域的個中翹楚，比較能夠處理一些別的醫生處理不來的棘手問題。

如果老人家遇上了某些特別難纏的疾病，或是在其他醫生那裡怎麼做都控制不好，去找專攻相關領域疾病的名醫看看，說不定就能找出癥結。但如果老人家只是一般毛病，只要一般良醫就可以解決，就不必特地去排隊等候一年半載求訪名醫了。

Q——醫師建議的自費項目，該怎麼做評估？

很多病人看醫生時，會遇到醫生建議自費使用某種藥物，或是開刀時自費用某種技術或某些醫材，比如說，老人家要換人工關節，到底要用健保的墊片就好，還是要花七、八萬用自費的墊片？做手術，該開健保給付的傳統刀就好，還是要用達文西手臂？要不要自費買玻尿酸貼片防止沾黏？

這些問題，常讓家屬或病患霧煞煞，躊躇不決。

要不要接受自費項目，從很實際的面向考量，首先當然是要看患者或家屬的口袋深度，如果經濟無虞，當然要自費什麼都沒問題。的確有些自費手術，可以讓患者少受些罪，比如說，攝護腺肥大的雷射手術，有失血少、術後疼痛少等優點，但所費不貲，自費要十幾萬，並非所有人都可以接受。

自費項目當然一定有其優點，或是有更好的使用年限，不然何必要另外花錢？但對於口袋不深的民眾來說，還是要考慮CP值的問題。

坦白說，不同醫療體系，對於自費項目的政策也不同。以台大為例，病人的自費項目，醫生是完全沒有抽成的，也因此，如果醫生會跟病人推薦自費項目，通常真的都是基於專業的判斷，覺得這個自費項目對病人比較有利。

舉例來說，很多骨質疏鬆的藥物，健保給付標準滿嚴格的，我就可能會建議需要的病人自費。其實，建議自費項目對我們來說是有點麻煩的，要病人從口袋裡多掏出一筆錢，勢必要費許多唇舌說明理由，若不是為病人好，我們實在不想花這麼多時間心力去解釋。

但是，我只能說台大的狀況，每家醫院對自費項目的政策不盡相同，若病人實在覺得非常疑惑，或許可以再去看另一位醫師尋求第二意見（Second Opinion）。

Q——何時該尋求第二意見？

剛剛談到第二意見，什麼情況下可以去尋求第二意見呢？基本上，只要病患對自己的醫療方式有疑義，或是單純不夠信任原本這個醫師，都可以去尋求第二意見。只是基於不要浪費醫療資源，同時也節省個人時間、心力、費用的考量，我們當然不會鼓勵病人每個毛病都要「貨比三家」，動不動就換醫生；但如果病人被診斷出重大疾病，或是醫生建議要動大手術，病人若覺得很不踏實，希望知道其他醫生見解，這時去尋求第二意見，跟不同醫師討論治療方向，也是一種明智的作法。

不過，倒不是每位醫師的個性都能接受病人來詢問第二意見。我自己是完全沒有芥蒂，但我也知道有一些醫生會有點不悅：「你都已經看過ＸＸＸ了，還來找我幹什麼？」特別是若這兩位醫生在醫界有點意見相左或是地位一時瑜亮，就有可能發生這種狀況。

有些病人或許因為擔心醫師會有「奇蒙子」的問題，就會用「盲測」的方式，刻意隱瞞已經看過某某醫生，去找其他醫生詢問，對此，我是持中性看法，病人要「盲測」是他的自由，但如果是透過我來轉介其他醫生尋求第二意見，我是一定會跟另一位醫師實話實說。

我自己在看診時，也常問病人：「你之前有看過其他醫生嗎？」其實很少

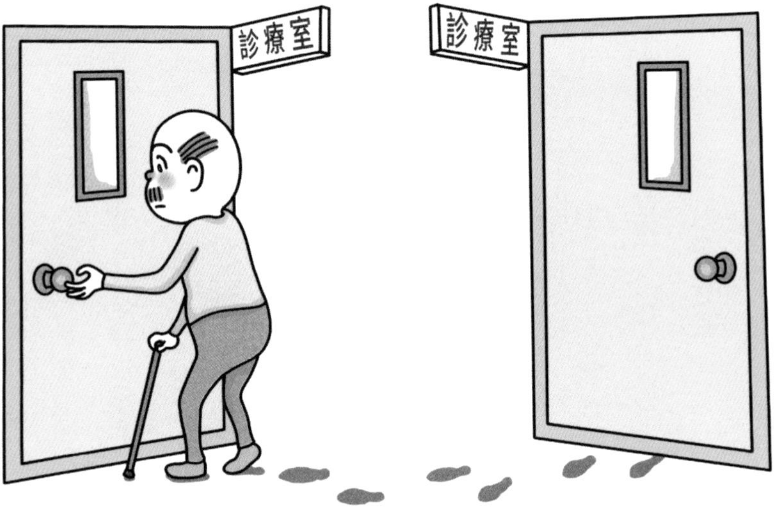
診療室
診療室

病人是「一張白紙」，我覺得看過其他醫生也沒問題，我詢問的理由很簡單，只是要知道病人已經做過哪些檢查，之後就可以不必重複再做一次，徒增病人身體負擔，同時也幫助我自己更快能做出判斷。

比如說，有阿嬤來說自己會喘，導致「喘」這種症狀的理由很多，可能是因為過敏或心臟問題、肺臟問題，也有可能是因為焦慮，若是已經確定阿嬤做過超音波、X光等，我就比較方便可以過濾一些狀況，找到真正的病因。

所以倘若病人要換醫生，我個人是比較傾向據實以告，而且資料愈詳盡愈好，有做過的檢查、健檢報告、有在吃的藥物等等，都是參考的依據，病人準備得愈齊全，彼此浪費的時間就愈少。

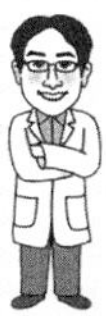

詹醫師小叮嚀

如果病人被診斷出重大疾病，或醫生建議動大手術，病人若希望知道其他醫生見解而尋求第二意見，跟不同醫師討論治療方向，也是一種明智的作法。

PART

IV

18種
老年常見疾病

三高：高血脂、高血糖、高血壓

嚴老先生前陣子去做了全身健康檢查，隔了一週，到醫院看報告，赫然發現裡面有一堆紅字。

不知道什麼時候開始，自己竟然成為了如假包換的「三高男」，只是這「三高」不是人人稱羨的「身材高、學歷高、薪水高」，而是人人避之唯恐不及的「血脂高、血糖高、血壓高」。

雖然嚴老先生覺得自己明明好端端的，並沒有什麼特別不舒服的地方，但看到這麼多紅字，還是讓他心驚肉跳。負責解說報告結果的醫師建議嚴老先生應該去掛個內分泌新陳代謝科，好好控制這三隻「脫韁野馬」，免得日後引起各種麻煩的併發症。

三高（高血脂、高血糖、高血壓）通常都沒有什麼明顯症狀，一時之間也不會致命，但卻可以說是老人家的「萬病之源」，因為它們都會導致動脈粥狀硬化，這「三高」要是沒控制好，很容易造成血管堵塞，堵住哪裡，哪裡就會出問題，增加各種併發症的風險。

高血脂

我們先來談談三高中，「相對」比較容易控制的高血脂。

要判斷是否有高血脂，大致要看以下幾項：總膽固醇（TC）、高密度脂蛋白膽固醇（HDL）、低密度脂蛋白膽固醇（LDL），和三酸甘油酯（TG）。

高密度脂蛋白膽固醇可以將周邊的膽固醇帶到肝臟代謝，所以也常被稱為是所謂「好的膽固醇」，數值要高一點比較好；至於低密度脂蛋白膽固醇，因為容易沉積在血管壁，則常被稱為「壞的膽固醇」，數值當然是低一點比較好。而三酸甘油酯則是中性脂肪，負責能量貯存與補給，太多的話也不好。

如果老人家有糖尿病或其他心血管疾病等共病，血脂必須比一般患者控制得更好，才能夠降低心肌梗塞等疾病的威脅。國內外控制目標的標準可能有點不同，台灣的標準大致如附表五所示。

就我的臨床經驗，透過藥物來控制高血脂十分有效，一般來說，如果病人有遵從醫囑吃藥，並認真調整生活型態，三個月左右就應該會出現療效。

值得一提的是，以前健保給付條件是：如果是心血管疾病的高危險群（如有急性冠狀動脈症候群病史、心導管介入治療，冠狀動脈粥狀硬化等），LDL-C（低密度脂蛋白膽固醇）要超過一百毫克／分升以上，才合乎健保給付標準，LDL-C介於一百至七十的患者，只能自費用藥，但從二〇一九年二月起，健保署放寬了高危險群病人的藥物治療給付條件，將血脂治療目標下修為LDL-C七十以下（細節詳見附表六），這個修改將嘉惠更多病友，協助患者更積極控制血脂。

目前的相關規定是：治療第一年應該每三到六個月抽血檢查一次，第二

附表五 ## 台灣的血脂控制標準

	一般患者（mg/dL）	有心血管疾病或糖尿病的患者（mg/dL）
總膽固醇（TC）	200	160
三酸甘油酯（TG）	200	150
低密度脂蛋白膽固醇（LDL）	130	100
高密度脂蛋白膽固醇（HDL）	40	40

年以後，則應至少每六到十二個月抽血檢查一次，同時也要注意是否有肝功能異常、橫紋肌溶解症等副作用產生。

如果控制得很好，一直達標，高血脂問題未必需要長期吃藥，但到底要不要繼續吃藥的決定，請交給醫師來判斷，不要自作主張，老人家若有高血脂問題，切勿自己亂停藥，記得要乖乖回診，聽醫師指示。

另外要特別提醒的是，因為很多有高血脂問題的病人，都會聽親友介紹，去買一些健康食品來吃，有些或許真的有些效果，但因為這些健康食品可能會跟藥物產生一些交互作用，我個人建議，服藥期間最好不要同時吃這些健康食品，特別是服用 Statin（還原酶抑制劑）

附表六　全民健康保險降膽固醇藥物給付規定表

	非藥物治療	起始藥物治療血脂值（mg/dL）	血脂目標值（mg/dL）	處方規定
1. 有急性冠狀動脈症候群病史 2. 曾接受心導管介入治療或外科冠動脈搭橋手術之冠狀動脈粥狀硬化患者（108/2/1）	與藥物治療可並行	LDL-C 70	LDL-C 70	第一年應每3至6個月抽血檢查1次，第二年以後應至少每6至12個月抽血檢查1次，同時請注意副作用之產生如肝功能異常，橫紋肌溶解症。
心血管疾病或糖尿病患者	與藥物治療可並行	TC 160或 LDL-C 100	TC 160或 LDL-C 100	
2個危險因子或以上	給藥前應有3至6個月非藥物治療	TC 200或 LDL-C 130	TC 200或 LDL-C 130	
1個危險因子	給藥前應有3至6個月非藥物治療	TC 240或 LDL-C 160	TC 240或 LDL-C 160	
0個危險因子	給藥前應有3至6個月非藥物治療	LDL-C 190	LDL-C 190	

備註：
- 心血管疾病定義：

1. 冠狀動脈粥狀硬化患者包含：心絞痛病人，有心導管證實或缺氧性心電圖變化或負荷性試驗陽性反應者（附檢查報告）
2. 缺血型腦血管疾病病人包含：
   (1) 腦梗塞
   (2) 暫時性腦缺血患者（TIA）（診斷須由神經科醫師確立）
   (3) 有症狀之頸動脈狹窄（診斷須由神經科醫師確立）

- 危險因子定義：

1. 高血壓
2. 男性45歲，女性55歲或停經者
3. 有早發性冠心病家族史（男性55歲，女性65歲）
4. HDL-C 40mg/dL
5. 吸菸（因吸菸而符合起步治療準則之個案，若未戒菸而要求藥物治療，應以自費治療）

資料來源：衛生福利部中央健保署

類的藥物時，不可以又去買紅麴來吃，這樣有可能會提高橫紋肌溶解及肝功能異常的風險，千萬要注意。

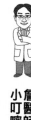

詹醫師小叮嚀

如果老人家有糖尿病或其他心血管疾病等共病，必須控制好血脂，才能降低心肌梗塞等疾病的威脅。

高血糖

談完高血脂，接下來介紹另一個對健康也有威脅的「高血糖」。

血糖就是血液裡的葡萄糖，正常來說，我們身體會分泌胰島素，促進細胞

附表七　**判斷糖尿病的數值標準**

	空腹8小時血糖值（mg/dL）	口服葡萄糖耐受性試驗[1]（mg/dL）	糖化血色素[2]（%）
正常	99	139	5.7
前期糖尿病	100～125	140～199	5.7～6.4
糖尿病	126	200	6.5

利用這些葡萄糖，但若胰島素功能異常，血中糖分就無法充分利用並代謝，導致血糖濃度過高，當血糖濃度高到一個程度，就會從尿液排出，形成糖尿病。

糖尿病初期，大多數人都沒有感覺，要到後來才會出現所謂的「三多：吃多、喝多、尿多」症狀。現代人之所以發現自己有血糖問題，多半都是透過健檢得知，附表七是判斷糖尿病的各項數值標準，一般來說，要抽血兩次超標，才算是糖尿病。

高糖分的血液會使血管受損，糖尿病如果沒有控制好，後果不堪設想，很有可能因而引發以下棘手的疾病，或導致失明、截肢等傷殘：

❶ 大血管病變

長期高血糖會使動脈血管壁受損，導致血管粥狀動脈硬化，也會加速血栓形成，提高心肌梗塞、中風的危險。

此外，患者的腳部也可能因為血液供給減少，而有間歇性跛行[3]、傷口癒合很慢的問題，嚴重者甚至可能得截肢。

❷ 小血管病變

若長期處於高血糖狀態，就會容易引起小血管阻塞或纖維化，因而產生病

1 指空腹至少八小時後，喝下七十五公克葡萄糖溶液以後兩小時，所測得的血糖值。

2 指血液裡葡萄糖黏著在紅血球裡的血紅素比例，可以反應過去約三個月的平均血糖值。

3 間歇性跛行是行走或從事一段時間活動以後，下肢會肌肉疼痛、麻痺、抽筋，因而導致暫時跛行的狀況，休息一陣子會好轉，但經常又走一走就痛，此病症經常與下肢動脈硬化有關。

變。常見的糖尿病小血管病變併發症有：

(1) **視網膜病變**：小血管阻塞會導致視網膜缺氧，引起新生血管增生，容易造成視網膜的水腫或黃斑部水腫，影響視力甚至導致失明，有糖尿病的老人家，一定要定期到眼科做眼底檢查。

(2) **腎病變**：初期會有蛋白尿、血壓上升等症狀，嚴重者會造成慢性腎衰竭，下一章談論腎臟病（參見一六六頁）時，會有更詳細的解釋。

(3) **神經病變**：因為神經缺氧壞死，對痛覺及溫度的感覺變差或變得異常，或是有莫名的疼痛感，影響生活品質。

老年人血糖控制不必過嚴

如果老人家有糖尿病，就要長期吃藥控制。關於血糖的控制目標，是有年紀之分的，對一般糖尿病人來說，醫生會希望他把糖化血色素壓低在七％以下，但為了預防低血糖風險，老人家的血糖控制，盡量不要低於六點五%。因為低血糖一個弄不好，是會致命的。一般人低血糖可能會有頭昏、噁心等症狀，來得及去補充糖分，但老人家身體的恆定性比較沒有年輕人那樣靈敏，可能根本沒有前兆，就直接昏倒，若身邊無人發現，就會有生命危險。

我常跟病人說，血糖這種東西是「高有救，低沒救」，雖然我們要盡力別讓老人家的血糖飆高，但也要避免血糖過低帶來的生命威脅。

所以，我們會建議，相對健康的老人家，糖化血色素控制在七%左右就好，若是中度虛弱的，甚至可以到八%，已經很虛弱的老人家，甚至可以容許到九%。

青壯年的糖友會被嚴格要求，那是因為他們還「來日方長」，身體要用很久，不好好保養，後患無窮。可是，很虛弱、有很多共病的那種老人家，已經時日無多，試想，若老人家餘命只剩幾個月，你要求他得嚴格控制血糖血壓，這又是何苦呢？控制過嚴，只是降低老人家的生活品質而已，到了這種地步，真的就沒必要嚴格約束了。

但是，如果老人家還很硬朗，預期餘命還「來日方長」那種，可就不能這麼寬鬆嘍，還是要控制在七％以下才理想。

高血壓

「三高」中還有一「高」的健康威脅也很大，那就是：高血壓。跟糖尿病一樣，長期處於血壓高的狀態，會傷害血管內壁，促使血管硬化，導致心血管疾病、視網膜病變或慢性腎病。

正常血壓的收縮壓應該要小於一百二十毫米汞柱，舒張壓小於八十毫米汞柱，兩者任何一個超過這個數值，即是偏高。

根據偏高的程度，又可區分為不同期別（見附表八）。前期的高血壓還不需要服藥，建議先調整生活型態（例如，飲食、運動、戒菸、戒酒等，但如果已經進入第一期以上，就有治療的必要。

附表八　**血壓數值與高血壓期別對應表**

	收縮壓（mmHg）		舒張壓（mmHg）
正常	120	且	80
高血壓前期	120～139	或	80～89
第一期高血壓	140～159	或	90～99
第二期高血壓	160～179	或	100～109
第三期高血壓	180	或	110

值得一提的是，二〇一七年底，美國心臟學會年會發布了最新版的高血壓指南，把高血壓的定義修正為：收縮壓／舒張壓大於等於一百三十／八十毫米汞柱；而收縮壓一百二十至一百二十九毫米汞柱，舒張壓小於八十毫米汞柱，則認定為正常偏高；收縮壓一百三十至一百三十九，舒張壓八十至八十九為一級高血壓。收縮壓小於等於一百四十，舒張壓大於等於九十為二級高血壓，標準趨於嚴格。

之所以要把高血壓標準前移的原因，目的是要強調早期干預的重要性。根據美國國家衛生研究院（National Institutes of Health, NIH）的一個大型臨床試驗，發現若收縮壓控制在一百二十以下，相較於傳統標準一百四十的患

附表九　台灣、歐洲與美國的高血壓定義

收縮壓（mmHg）	舒張壓（mmHg）	台灣標準	歐洲標準	美國標準
180	110	第三級高血壓	第三級高血壓	第二級高血壓
160	100	第二級高血壓	第二級高血壓	
140	90	第一級高血壓	第一級高血壓	
130		高血壓前期	正常偏高	第一級高血壓
120	80		正常	正常偏高
		正常	最佳	正常

資料來源：各國心臟病及高血壓學會

者，總死亡率、心血管和心衰竭死亡率都會有明顯下降。

目前（截至二〇一九年九月），台灣尚未跟進此標準，而二〇一八歐洲心臟病學會（European Society of Cardiology, ESC）與高血壓學會（European Society of Hypertension, ESH）的標準一樣，仍把高血壓的定義界定在傳統的一百四十／九十以上（各國標準比較詳見附表九）。

但我個人覺得，提高對高血壓的警覺性，對預防許多疾病確實有明顯助益，民眾或許可以把這個標準放在心中，當作一個血壓控制的標竿。

我並不是要民眾只要血壓超過一百三十／八十，就要憂心忡忡趕緊去找醫生拿藥吃，而是強調「早期預防」與「調整生活方式」的重要性，血壓只超過一點時，要靠生活調整把血壓控制回來是相對容易的，但血壓一旦超標太多，控制難度就會增加，對健康的威脅更是不容小覷。

有慢性病者血壓控制須更積極

人的血管彈性原本就會隨年紀而變差，加上其他因素如疾病、藥物等推波助瀾，大約三分之二的老人家都有高血壓問題。

高血壓的危險在於：它跟高血糖一樣，都是隱形殺手，初期其實都沒什麼症狀，等到患者覺得有症狀了，血壓通常都已經高到破表了。

血壓從收縮壓一百一十五，舒張壓七十五開始，收縮壓每增加二十毫米汞柱，或舒張壓每增加十毫米汞柱，罹患心血管病變的機會就會提高兩倍。舉例來說，以同年齡長者來說，一個收縮壓一百八十的老人家，得到心血管病變的機率是收縮壓一百二十的老人家的八倍！所以，老人家若希望能健康長壽，血壓一定要控制好。

根據台灣心臟學會與台灣高血壓學會二〇一七年提出的建議，針對一般人和中風患者，控制目標為：以ＡＯＢＰ[4]測量，收縮壓小於一百四十、舒張壓小於九十。針對冠狀動脈心臟病、慢性腎衰竭、年齡超過七十五歲的患者，控制目標為：收縮壓小於一百二十，舒張壓則不計。至於糖尿病、使用抗血栓藥物預防中風的人，控制目標則為：收縮壓小於一百三十、舒張壓小於八十。

不過要以ＡＯＢＰ的方式測量血壓，實在有點麻煩，總之，患者要記住的重點就是：即使只能採用一般測量方式，目標值就是收縮壓小於一百四十、舒張壓小於九十，若有慢性病，就要更積極控制血壓，維持收縮壓小於一百三十、舒張壓小於八十。

---

4 ＡＯＢＰ是指自動化診療室血壓測量系統，包含四個要件：使用自動電子血壓計；測量至少三次血壓，間隔一分鐘；多次測量自動算出平均值；在無醫療人員在場的獨立房間內，且不被干擾的狀況下完成。

如果老人家血壓超過這個數值太多，那當然只好吃藥控制了，跟糖尿病一樣，也必須長期服用，才能夠穩定發揮療效。

不過，因為大部分的降血壓藥物，都會同時降低收縮壓與舒張壓，可是有些老人家的高血壓是「孤立性收縮壓型高血壓」，也就是說，他只有收縮壓是高的，舒張壓很正常，但吃藥以後，雙壓齊降，結果本來正常的舒張壓變得太低，這樣反而導致心臟血流灌注減少，老人家變得更不舒服，像這種情況，可能就不能強求一定要嚴格把收縮壓控制在一百四十以下，讓血壓維持在「有一點點偏高，但不會太高」的範圍可能會好一點，要怎麼拿捏，必須由醫師診斷過再決定。

控制「三高」之道：穩定服藥，調整生活

要控制「三高」問題，以下有幾點建議：

❶乖乖服藥

要控制三高，按照醫囑服藥很重要，一定要長期服藥，才能有效控制。

可是很多老人家都對長期吃藥有各種迷思：「我又沒有很不舒服，為什麼要吃藥？是藥三分毒，吃藥傷身體！」「長期吃藥不是會傷腎嗎？到時候弄到洗腰子怎麼辦？」

我經常得花不少唇舌跟老人家解釋，「三高」本來就沒什麼症狀，你當然不會很不舒服，但如果你放著不管，等到有症狀，事情就很大條了，不是中風，就是心肌梗塞，那時候就不是只要吃吃藥這麼簡單而已了。

相反的，三高若能控制好，就能預防小病變大病。根據研究，高血壓經過治療，可以降低三十五至四十％中風的發生率，二十至二十五％心肌梗塞發生率，以及降低超過五十％心臟衰竭的發生率。

糖尿病也是，糖化血色素每降低一％，視網膜病變機率便可以降低三十七％，四肢末梢併發症降低四十三％，心血管併發症機率降低十四％，小血管併發症機率降低三十七％，是不是很值得呢？

再來說說「傷腎」的迷思，我必須再次強調：真的會傷腎的不是「藥」，而是「過高的血壓和血糖」，吃藥是為了救你的腎臟，不吃才會傷腎，除非醫師有指示，否則老人家請千萬不要自己隨便停藥，或自作主張更改劑量，別把隊友當敵人啊！

❷ 控制飲食

有人戲稱三高問題是「吃太好的病」，這種說法還真的有點道理。三餐大魚大肉、濃油赤醬，吃得愈「澎湃」，三高就愈難以控制。

有高血脂問題，就不能吃太油，尤其要遠離飽和脂肪（如肥肉、雞皮、棕

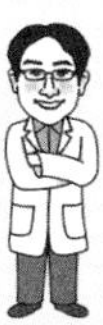

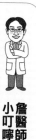

詹醫師小叮嚀

按照醫囑服藥很重要，千萬不要自己隨便停藥，或自作主張更改劑量，一定要長期服藥，才能有效控制三高，預防小病變大病。

椰油等）還有反式脂肪（乳瑪琳等人造油脂、用於烘焙加工食品的酥油，以及這些原料做的糕餅）。高膽固醇的食物，像是內臟、魚卵、蝦卵、蛋黃等，也不宜多吃。此外，最好能多攝取一些蔬菜，因為纖維質可以在腸道內帶走過多的膽固醇。

有高血糖問題，則要控制碳水化合物的攝取，選擇低ＧＩ[5]飲食，以維持血糖的穩定度。一般來說，纖維量愈高，精緻化程度愈低，ＧＩ值愈低，舉例來說，糙米就比白米的ＧＩ值低；全麥土司就比白土司ＧＩ值低，想知道國人常見食物的ＧＩ值，可參考附表十。

而有高血壓問題的老人家，除了少油、少糖，飲食更要清淡點，鹽分的攝取一定要控制，也要少吃加工食品，以免攝取過多鹽分而不自知。採用搭配大量蔬菜水果、全穀類、適量的魚、蛋及家禽肉類的「地中海飲食」，也對控制

5 GI是升糖指數英文 Glycemic Index的縮寫，指吃完食物，血糖爬升速度的指數，高GI的食物會讓血糖衝得比較快，而低GI的食物則會讓血糖爬升較緩慢。

附表十 國人常用食物的升糖指數（GI）對照表

食物種類	GI值（以白麵包〔GI 100〕作為GI食物對照的參考指標）		
五穀根莖類	全麥早餐穀類 43±3	皇帝豆 46±13	米粉 61±6
	粉絲 56±13	義大利麵 60±4	豌豆（仁）68±7
	速食麵 67±2	通心粉 67±3	芋頭 79±2
	綠豆 76±11	甜玉米 78±6	烤馬鈴薯 85±4
	烏龍麵 79±10	燕麥片粥 83±5	白米飯 91±9
	甘藷 87±10	玉米脆片 90±15	薯條 107±6
	即食麥片粥 94±1	貝果 103±5	
	糯米飯 132±9	山藥 53±11	
蔬菜類	菜豆 39±6	扁豆 41±1	大豌豆（莢）56±12
	胡蘿蔔 68±23		
豆類	黃豆 25±4		
水果類	櫻桃 32	葡萄柚 36	梨子 47
	蘋果 52±3	無糖番茄汁 54	李子 55±21
	草莓 57	蘋果汁 57±1	柳橙 60±5
	桃子 60±20	無糖鳳梨汁 66±3	葡萄 66±4
	葡萄柚汁 69±5	柳橙汁 71±5	芒果 73±8
	草莓果醬 73±14	香蕉 74±5	奇異果 75±8
	小紅莓汁 80	杏 82±3	木瓜 84±2
	鳳梨 84±11	西瓜 103	
乳製品類	全脂牛奶 38±6	優格 51	布丁 62±5
	豆奶 63	冰淇淋 87±10	
烘焙食品類	蛋糕（蛋糕粉）54～60	甜甜圈 108±10	天使蛋糕 95±7
	鬆餅 78±6	海綿蛋糕 66	糖霜雞蛋糕 104
零食點心類	花生 21±12	腰果 31	爆米花 103±24
	巧克力 61±4	洋芋片 77±4	
碳酸飲料類	可樂 83±7	汽水 97	
糖類	木糖醇 11±1	果糖 27±4	乳糖 66±3
	蜂蜜 78±7	蔗糖 97±7	葡萄糖 141±4

資料來源：國民健康署

高血壓有幫助。

大致來說，有「三高」問題，飲食最好奉行「三低一高」：低油、低糖、低鹽，以及高纖維的均衡飲食原則，才能夠「清血路」，保平安。

❸適度運動

運動不只對控制三高有明顯好處，對很多慢性病都有幫助，能促進血液循環、維持理想體重、增加心肺功能跟肌耐力、改善心情等，好處多到說不完。

根據研究，單純飲食控制可以在一年內降低三酸甘油酯八%，但如果加上運動雙管齊下，則可以降低三十三%之多。

建議老人家若體力許可，最好每週能有三天、每次持續三十分鐘的運動量。有三高的老人家真的要聽我勸告：動，則得救！

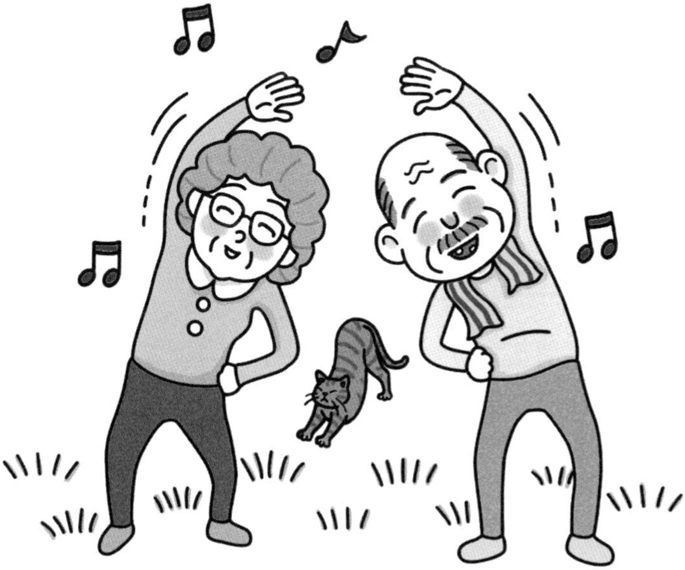

腎臟病

已經有二十年高血壓、糖尿病史的老林，這陣子覺得自己的尿似乎有點不大正常，每天早上「解放」完，馬桶裡的尿就像是剛倒出來的啤酒似的，泡泡一大堆。

人家都說，小便泡泡多不是件好事，有可能是腎臟病。老林有點慌，腎臟病不是要「洗腰子」嗎？一星期得「洗」好幾次，每一次「洗」還要折騰好幾個鐘頭，這多麻煩啊！

老林心想，雖然自己以前吃藥都是有一搭沒一搭的，但不都說「是藥三分毒」嗎？吃這麼多年西藥累積下來，可能還是很「傷腎」，是不是該停掉西藥，去中藥房抓幾帖藥煎來吃，漢方應該是比西藥「溫和」吧？

沒想到老林的兒子小林知道了，卻氣急敗壞地數落了老林一頓：「爸，有病要看醫生，你這樣亂吃藥，最後保腎不成反而傷腎啊！」

腎臟是體內代謝廢物、維持人體水分以及維持電解質平衡最重要的器官。腎功能的退化是無可避免的，三十歲以後，每增加一歲，腎功能每年平均就會下降一％。

有些老人家就會很擔心，他們會問：「這樣的話，我更老以後不就一定要『洗腰子』？」

如果老人家身體沒有什麼大問題，其實不必擔心「洗腰子」的問題。理論上，如果沒有其他會影響腎臟的疾病（例如控制得很不好的糖尿病），或是因為攝入什麼毒素，多數人的腎臟是夠用一輩子的，就算功能沒有年輕時這麼好，到底還是堪用的。

即便是腎臟有些毛病，若是控制得宜，也還可以撐著用很長一段時間，才會弄到需要洗腎的地步。我有個阿嬤病患是三期末的慢性腎臟病，也是經過了好多年，才必須開始洗腎。一般健康沒有大礙的老人家，真的不必太過擔憂。

急性可逆，慢性不可逆

腎臟病有急性、慢性之分；急性的腎臟病，若是處置得宜，病況有可能來得快也去得快。

比如說，老人家原本好好的，但突然發生車禍而休克，腎臟一時沒有血液供應，造成急性腎衰竭。又或者因為感染、脫水、心臟衰竭等其他原因，導致腎臟血液灌流不足，腎臟功能就會拉警報。

此外，輸尿管、膀胱、尿道若是發生阻塞，導致尿液無法順利排出而回堵，也有可能讓腎功能急遽惡化。除了外力或疾病，藥物或有毒物質也會引起急性腎臟病。

像上述這些情況，通常移除致病因子以後，就會大幅改善，就算要洗腎，也只要洗一陣子，腎功能就會慢慢恢復，雖說未必能恢復到像原來一樣完好，但至少很多情況還是可以「逆轉腎」的。

像我有個病人，本來還挺健康，腎功能卻突然急遽惡化，肌酸酐數值從

附表十一　慢性腎臟病嚴重程度分期表

分期	狀況	腎絲球過濾率（ml/min/1.73 m^2）
1	腎功能大致尚無問題，但有蛋白尿、血尿之類的腎臟損傷問題	90
2	輕度腎功能障礙	60～89
3	中度腎功能障礙	30～59
4	重度慢性腎障礙	15～29
5	末期腎臟衰竭	15

零點多突然暴增到五，安排住院以後，我們開始找原因，阿嬤坦承有去迪化街買草藥熬煮來吃，我們把草藥送到毒理所去化驗，裡面竟含有馬兜鈴酸，才會引起急性腎功能惡化。

後來經過治療，這才把阿嬤的腎功能拉回來，可惜的是，就無法恢復到還沒亂吃草藥前的程度了。

至於慢性的腎臟病，則幾乎不可能好轉。正常腎臟的腎絲球過濾率為一百至一百二十，腎絲球過濾率的數值愈小，代表腎臟的功能愈差，慢性腎臟病按嚴重度，大致可分五期，見附表十一。

除了腎絲球過濾率，肌酸酐也是評估

腎功能的指標，這是肌肉活動後產生的代謝物質，腎臟會將其代謝出去，腎功能不好的話，這些物質就會累積在血液中無法順利代謝出去，正常值大約落在零點七至一點三毫克／分升，數值愈大，腎功能愈不好。

要注意的是，肌酸酐和腎絲球過濾率是反比的關係。民眾可能覺得肌酸酐從一爬到二，只差一個單位，好像沒什麼，跟正常值也差不了多少，但其實代入公式[1]換算成腎絲球過濾率，可是下降了五十％，幅度是很多的，不要以為數據「只差一點」就掉以輕心。

1 要測出正確的腎絲球過濾率，通常要收集二十四小時的尿液，非常麻煩。因此有學者創造出一種計算公式，可以利用年齡、性別以及肌酸酐的數值來推估腎絲球過濾率值，民眾若知道自己的肌酸酐值，可以到腎臟病防治基金會網站（https://reurl.cc/LQ4v7）計算。

糖尿病、高血壓：兩大腎臟殺手

台灣洗腎人口很多，甚至還有個不好聽的外號叫作「洗腎王國」，很多國人可能以為，國人洗腎比例高，都是因為「愛呷藥仔」把腎搞壞。

亂吃中草藥或來路不明的保健食品，的確可能會提高腎臟病的風險，但造成慢性腎臟病最常見的原因其實是「疾病」，特別是糖尿病、高血壓與腎絲球腎炎，三種加起來占所有慢性病人的七十五％，還有一些人則是因為自體免疫疾病導致腎臟發炎。

台灣老年人中，有兩成有糖尿病，還有高達六成有高血壓，這兩種疾病都可能會造成腎臟病。走一趟洗腎中心去問一圈，你會發現，那裡的病人絕大多數不是有糖尿病就是有高血壓，或是兩者皆有。

為什麼糖尿病會損傷腎臟呢？因為腎臟長期在過濾血糖高的尿液，會導致腎絲球肥大增生，傷害腎臟小血管，引起腎臟構造病變。而高血壓的人，則是因為增加腎絲球壓力，最終使得細小動脈硬化。

所以我才會不厭其煩的提醒，一定要控制好這些慢性病，免得病上加病。如果老人家本身就有糖尿病、高血壓等慢性病，應該每半年就要追蹤一次腎功能，而那些腎本來就不好的老人家，可能要追蹤得更密集。

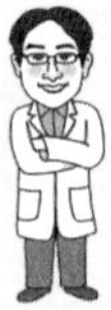

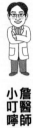

詹醫師小叮嚀

糖尿病和高血壓都可能會造成腎臟病，一定要控制好這些慢性病，免得病上加病。

腎臟徹底罷工後只能靠洗腎

早期的慢性腎臟病除了蛋白尿以外，並沒有很明顯的症狀。蛋白尿最常見的就是尿液會有很多泡沫，不過，也不必因為尿尿裡有泡沫就大驚失色，有時候只是普通的磷酸鹽而已，不見得是蛋白尿，要精準判斷還是得做尿液檢測。

前兩期的慢性腎臟病，病人通常不會有明顯不適，但到了三期以後，就可能會有水腫、貧血、電解質不平衡或甚至有尿毒症等問題。

大致上來說，如果是第三期的腎臟病，肌酸酐值又大於二，臨床判斷會比較偏向是第四期，這種情況我們就會轉給腎臟科醫師治療；至於比較前期的慢性腎臟病，則可以留在老人科控制病情。

前幾期的腎臟病，除了要避免腎臟繼續受到傷害（例如，應好好控制糖尿病跟高血壓），此外，還可以用一些藥物來保護腎臟，比如說，有些藥物可以讓紅血球通透性變佳，如此就可以讓腎功能惡化的進程變慢一點。

如果到最後，腎臟功能已經太差，不得已也只好靠洗腎，用人工的方式把身體的廢物帶走。

有些人會因為「洗」這個字，誤以為「洗」腎是會「改善」腎臟功能。但其實並不是這樣，洗腎是因為腎臟已經徹底罷工，逼不得已用機器來「取代」腎臟，並不是「治療」腎臟。剛開始洗腎時，甚至還可能會破壞腎臟功能，讓腎功能再壞一點點，而且，之後也只能一直「洗」下去，不會因為「洗」而恢復正常。

延長腎臟保用期限

因為慢性的腎功能損壞是不可逆的，若老人家腎臟功能已經有問題，最重要的愛腎守則就是：盡可能不要讓腎臟繼續受到傷害，以延長腎臟的保用期限。日常生活中，有幾個守則要注意：

1. 控制好血糖與血壓，避免腎臟病繼續惡化。
2. 定期追蹤腎功能。
3. 不要攝取過多高鹽、高鉀、高磷、高蛋白飲食，以免造成腎臟負擔。
4. 不要服用成分不明的偏方、中草藥或保健食品。

5. 用藥須特別謹慎。

關於第5點，我要特別解釋一下：腎臟不好的人用藥之所以要謹慎，是因為很多藥物都必須靠腎臟來代謝，因此代謝功能不好的人，藥物的劑量就要調整，或是要小心監測用藥狀況。

以止痛藥為例，對一般腎臟功能健康的人來說，服用止痛藥並不是什麼大不了的事，但對腎功能有問題的人來說，止痛藥有可能會加速腎功能的惡化，一定要小心。

但這也不意味著腎臟病人就不能使用止痛藥，而是要監測，如果會造成不良影響，就要換藥。

有些病人矯枉過正，害怕吃藥「傷腰子」，乾脆盡量不要吃藥，就連控制高血壓或糖尿病的藥也停掉不吃，結果血壓、血糖一起爆掉，原本想護腎，最後卻反而更傷腎。

總之，因為腎臟病人代謝功能已經失調，飲食、用藥都要比一般人謹慎。

長輩們一定要好好跟醫生配合，吃藥、改藥、調藥量一定要跟醫生討論過，千萬不要自己買藥「黑白吃」，或是自作主張隨便停掉控制慢性病的藥物，才能盡可能延長腎臟保用期限。

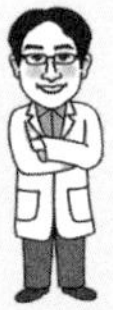

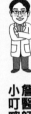

詹醫師小叮嚀

慢性的腎功能損壞是不可逆的，要控制好血糖、血壓，注意飲食及保健食品的攝取，以延長腎臟的保用期限。

中風

七十歲的鄧伯伯，個性豪邁海派，雖然血壓有點高，肚子圓得像尊彌勒佛，但還是菸酒不忌。

過去當過里長的他，即使退休後，在鄰里間還是相當活躍，社區裡所有婚喪喜慶、選舉固樁的場子，都少不了他到處吆喝勸菜、敬菸敬酒的身影。

就在前年底社區巡守隊的年終聚餐時，酒過三巡，鄧伯伯突然有點不舒服，話說到一半，半張臉竟垮了，手臂也軟弱無力，舉不起來，就連說話也變得結結巴巴，旁邊的巡守隊員都嚇傻了，這……老鄧不會是中風了吧？

大家正慌成一團，爸爸中風過的小陳趕緊跳出來主持大局，馬上叫了救護車，緊急把鄧伯伯送醫急救。

那天以後，整整一年時間，鄧伯伯都沒有參加任何社區活動，直到最近，才又出現在社區活動中心，整個人瘦了一圈，但至少是能走動了，他看到昔日酒友，忍不住出言相勸：「大家還是要好好保養身體，千萬別像我一樣呀！」

中風一直在國人十大死因中名列前茅，大部分中風患者都是老人家，隨著年紀增加，中風的風險也會提高。

中風的原因是心血管疾病，大腦因為局部血流障礙，導致急性的功能喪失。一般會把中風分為「出血型」和「缺血型」兩種，出血型就是所謂的腦溢血，腦血管撐不住血壓而破裂，使得血塊壓迫到組織影響供血。

出血型的中風經常會有突如其來的劇痛，若是出血量少，可能會自行吸收；但若是出血量多，有時候就必須開刀將血塊清除。

能不能開刀，以及開刀的成功率，跟出血的位置很有關係，如果出血在比較外層一點，那還比較容易處理，但如果出血在深層一點，就會有點棘手，人的大腦是很精細的東西，稍有閃失就會影響重大。

而缺血型的中風，則是因為血管塞住，導致被塞到的腦細胞缺血，有八成的中風屬於此類。

至於為什麼會塞住呢？一種是因為腦動脈血管硬化，膽固醇、脂肪等沉積在腦血管，導致管腔變小，血液中的血塊或其他雜質形成的血栓，隨著血流流到那個變窄的部位時，一個過不去就塞住了。還有一種則是因為患者本身有心臟病或其他問題產生栓塞，這些栓塞跟著血流到處跑，跑到小一點的腦血管卡住，也會引起缺血型中風。

除了出血型中風跟缺血型中風以外，還有一種狀況是「短暫性腦缺血」。因為腦部不完全阻塞，導致暫時性缺血，患者可能會突然劇烈頭痛、視力模糊、手腳無力或是口齒不清，具體症狀要看出問題的區域是掌管哪些功能，但這些症狀都是暫時的，有些人可能幾分鐘就過了，通常在二十四小時內都會恢復正常，也不會有永久性的傷害，因此很多人根本不知道自己剛剛有缺血過。

但如果有這樣的情況，最好不要掉以輕心，「短暫性腦缺血」是一個警訊，曾經有過「短暫性腦缺血」的人，有三分之一之後會發生真正的腦中風，若曾出現剛剛說的那些狀況，建議還是去醫院檢查一下。

爭取黃金三小時

常見的中風徵兆包括：

- 嘴歪眼斜，臉部表情不對稱
- 單側或兩側手腳無力，抬不起來
- 意識模糊甚至昏迷
- 突然大舌頭，口齒不清，無法表達簡單句子
- 暈眩、嘔吐、頭痛
- 步態不穩，走路歪歪斜斜
- 眼睛突然看不清楚，或是視野有缺失

為了幫助民眾判斷並做出正確回應，美國辛辛那提大學（University of Cincinnati）提出一套口訣「FAST」，訓練緊急救護員在第一時間辨識中風症

狀，這也是國民健康署跟台灣腦中風學會努力推廣的急救觀念，這四個英文字母代表的意義分別是：

F（Face）：讓患者試著露齒微笑，看看是否有半邊臉麻痺、表情不對稱的情況？

A（Arm）：讓患者試著把雙手平舉，看看是否有單側無力或者是無法抬舉的問題？

S（Speech）：讓患者重複一個簡單的句子，或回答一個簡單的問題，看是否口齒不清或難以表達？

T（Time）：記下症狀發作的時間，讓醫生方便計算患者發病到送到醫院的時間。

FAST也是英文「快速」的意思，搶救中風的確要分秒必爭，這個口訣可以幫助民眾記憶、判斷，萬一老人家出現這些狀況時，不用遲疑，馬上打一一九緊急送醫，針對中風病人，幾乎所有急診室都有快速通道，家屬「千萬不要」還傻傻去掛普通門診等待，那恐怕就來不及了。

此外，也不要因為慌張，就亂給病患放血或者是立刻讓他吃降血壓藥（急遽的降血壓有可能會使病況惡化），最重要的動作就是冷靜記下發作時間，盡快送醫。

大家可能有聽過「黃金三小時」的說法，在急性缺血性腦中風發病的三小時內，用血栓溶解藥劑緊急治療，可提高腦中風患者的康復機率，或至少降低可能造成的傷害程度。

由於這種藥劑的最佳治療時間是三小時或四個半小時以內（所以也有「黃金四個半小時」的說法），時效過了以後效果就將大打折扣，出血的併發症也會增加。

現在還有一種更新的技術，可以把血栓溶解藥劑直接從動脈打進堵塞的血管中，做局部溶解，效果也很好，最佳治療時間可以拉長到六小時以上，但不是每間醫院都有醫師二十四小時待命做這種處置。

無論是三小時、四個半小時或六小時，都必須爭取時間，所以我才會強調，有中風症狀，千萬別耽擱！趕、緊、送、急、診！

詹醫師小叮嚀

搶救中風要分秒必爭，要冷靜記下發作時間，盡快送醫，千萬不要亂給病患放血或立刻讓他吃降血壓藥。

肢體與心靈同樣需要復健

到院以後，醫師會幫患者做一連串的神經影像學檢查，之後醫師會判斷是否要進一步做手術，或是要給予何種藥物。

過了急性期以後，只要患者生命跡象穩定下來以後，就要積極復健，愈快愈好。復健跟急救一樣，也是要搶時間的，前六個月神經可塑性強，進步幅度最快，超過一年以後，則進展速度趨緩，並不是說一年以後就不用復健了，而是大概就只能維持，進步幅度不大。

說真的，中風最大的挑戰，其實不是死亡，而是失能。我聽過不少老人家說，如果嚴重中風，「我寧願死掉，也不要半身不遂！」

但是，這種事情其實無法自己選擇，如果真的遇上了，也只好勇敢面對。老人家中風以後，除非很幸運，一開始造成的傷害非常小，否則是很難「完全」恢復的，或多或少都會有損害，但透過積極復健，還是有機會挽回相當的生活品質。

中風初期的復健重點在於透過一些被動式的運動，防止攣縮問題；中期則是協助老人家可以支撐；後期則是讓老人家可以站立甚至行走，恢復行動能力與生活功能。

而家屬和病患要有個心理準備：復健是一場長期抗戰，無論是病患本人或是照顧者，可能都會產生巨大的挫折感。

本來行動自如的老人家，突然手腳不聽使喚或失語了，一切生活大小事變得要人幫忙，就連如廁、洗澡這種私密事都要假手他人，吃飯穿衣等簡單小事也全都要從頭學起，很多長輩會因此感到意志消沉，或是變得很沒安全感，覺得自己拖累家人，還不如一死百了。

而對子女來說，也會因為父母生病，打亂了原本的生活節奏，照顧壓力也經常讓人難以消受，即使有請看護幫忙照料，但仍必須挪出許多時間、心力，支出也會大幅增加，不少家庭的關係會變得緊張，病人跟家屬的生活品質都會受到衝擊。

知名作家吳若權先生曾在媒體專訪中坦言，過去在照顧久病成鬱、脾氣暴躁的中風母親的過程中，壓力曾一度大到萌生乾脆兩人「一起了斷」的想法，這痛苦的經驗，真的是很多中風患者家庭的寫照。

中風後，很多病患和他們的家屬都會產生憂鬱傾向，不僅老人家受損的肢體需要復健，本人與家屬的心靈同樣也需要復健，必要時，應該要尋求社工師、醫師或心理治療師的協助，加入病友團體或照顧者團體，彼此打氣、取暖、分享經驗與心路歷程，也是一個減輕壓力的方法。

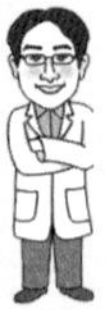

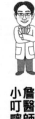

詹醫師小叮嚀

復健是一場長期抗戰，不僅老人家受損的肢體需要復健，本人與家屬的心靈同樣也需要復健，必要時，應該尋求社工師、醫師或心理治療師的協助。

控制三高，遠離中風

談完了中風的症狀、治療與復健，讓我們回過頭來談談：哪些人是中風的高危險群？如果老人家很幸運，現在還很健康硬朗，就要盡量避免這些危險因子，防病於未然；若老人家已經中風過，更要謹慎控制，避免二度中風。

中風的高危險因子，一類是沒辦法改變的，比如說，高齡、性別（男性比女性機率高）、家族中風病史；另一類則是比較能夠控制或預防的，像是抽菸、喝酒、高血壓、糖尿病、心臟病、高血脂等，要預防中風，就是要控制上述會提高中風機率的生活習慣或疾病。

除了戒菸、戒酒，更要設法遠離「三高」：高血脂、高血糖、高血壓，因為高血糖會使血管壁增厚，高血脂則會因為血液中過多的膽固醇，加速動脈硬化，增加血管阻塞與中風機會。而高血壓，更是導致中風的頭號殺手，有高血壓者的中風機率是沒有者的六倍，過高的血壓讓血管內膜變得脆弱，也容易擠爆血管，增加腦出血的機率。

有高血壓的老人家，一定要把血壓控制好，每天都該監測血壓變化，該吃的藥也都要乖乖吃。除了控制血壓以外，如果老人家有肥胖問題，就要節制飲食、適度運動，避免體重過重，造成身體過大負擔。

此外，就是要避免過度操勞，維持平穩的心情，動不動就「氣噗噗」急怒攻心的老人家，血壓比較容易不穩，中風機率自然也較高。凡事想開點，當個快快樂樂的開心老人家，中風才會遠離你。

失智

這幾年，靜好嬸覺得老伴兒志誠伯愈來愈奇怪了。

雖說上了年紀，腦子難免會變得比較遲鈍，但志誠伯的忘性未免也太大，不但日子經常過得糊裡糊塗，不知今夕何夕，要他做點什麼事，也都置若罔聞，靜好嬸明明已經提醒過很多次，他還嘴硬堅稱靜好嬸根本沒交代過。

不但腦子變鈍，性情也大變。志誠伯年輕時是細心溫柔的好好先生，但這一、兩年，志誠伯整個人陰陽怪氣，看什麼都不順眼，經常沒來由的火冒三丈、大聲咆哮，那種火爆的樣子，跟過去簡直判若兩人。

更讓靜好嬸困擾的是，志誠伯還懷疑隔壁老王覬覦自己的財產跟老妻，就連靜好嬸跟老王打個招呼，志誠伯都會疑心兩人是在「眉來眼去」，為了這些無中生有的事，不知道已經鬧了多少回，弄得街頭巷尾人盡皆知。

每天跟動不動就發「老番顛」的志誠伯周旋，靜好孀簡直筋疲力盡，以前那個溫和忠厚的老伴兒怎麼會變成這副德性呢？難道，這就是人家講的「老人痴呆症」嗎？

根據衛福部二〇一七年底的統計資料，台灣六十五歲以上長者中，有七點九三%有失智症，也就是說，每十二位長者中，即有一位失智者，到了八十歲以上，失智者比例更高，約每五位就有一位是失智者。

因為銀髮族群中失智者比例高，加上「老人痴呆」這個俗稱詞彙的緣故，很多民眾都有一種觀念，就是：失智是一種老化狀態，只要活得夠老，就必然會失智。

但其實並不是這樣的，失智並不是「正常老化」的現象，而是「疾病」。

沒錯，人老了的確會變得比較健忘（特別是短期記憶），腦子沒有年輕時這麼靈活好使，學東西也比較慢，但是，正常來說，記憶力並不會因為年老而急遽變差。

很多老人家都有這種經驗：走在路上，迎面走來一個人，一時之間想不起對方到底是誰，可能等到回家以後才又想起：「唉呀，剛剛那個是麵包店的王老闆嘛！」

像這種突然忘記某事，事後才想起來的情況，其實是正常的老化，並不是失智。會引起失智的原因，是「疾病」，而非「老化」。

最常見的失智症是阿茲海默症，阿茲海默症患者的大腦中會出現不正常的神經纖維糾結以及澱粉瘢塊，導致神經細胞壞死。除了阿茲海默症，其他失智症種類還包括血管性失智症、路易氏體失智症（Dementia with Lewy Bodies）以及額顳葉失智症等。

血管性失智症的原因是因為多次大大小小的中風，腦組織受傷因而導致失智。它的病程發展比較難預料，跟中風次數多寡和受損部位有關。

無論是哪一種失智，絕大多數的狀況都是不可逆的，目前能做的就是盡可能延緩惡化的速度，以維持患者的生活品質。

不只是「健忘」

「忘」是失智症最常見的一個症狀，而失智症的「忘」並不是單純健忘，患者可能完全忘記自己說過的話、做過的事，而且，失智症患者不單只是記憶力減退，其他認知功能、注意力、空間感、語言能力等也有可能會變差，有些人還會性情大變，甚至會有幻聽、妄想等症狀，好像換了一個人。

有些子女可能以為父母只是老了變得比較「盧」或有點「老番顛」，因而錯失早期治療的機會，雖說失智症幾乎是不可逆的，但是早一點發現，我們可以盡可能延緩老人家心智崩壞的速度。

因為症狀相似，也有人會把失智症跟譫妄混淆。譫妄跟失智一樣，都可能會出現注意力渙散、定向力不佳或是妄想、幻聽等類似精神疾病的症狀，不同的是，失智是慢性、持續性的腦功能損壞，但譫妄則是急性的腦功能失常。前者是大腦漸次的崩壞，這種損害通常不可逆；後者則是大腦突然「秀逗」，大多數狀況是可逆的。臨床上的分別，譫妄大致是以注意力不集中為主，而失智是以記憶力喪失為主。

正因為失智是「慢性」的，而且病人通常沒有什麼病識感，很多病人真正來就醫時，其實都已經失智好一陣子了。

倒是也有一些很可愛的老人家，只是因為自己變得比較健忘，所以憂心忡忡特地來看門診：「醫生，我一定是失智了！怎麼辦？」

「阿公，你真的沒有失智啦，你都可以從你家轉三次捷運，而且還能自己找到我的門診，你怎麼會失智呢？」

「我的記性變得很差唷，很多事情我都看過就忘……」

「阿公，那只是健忘而已啦，不是失智。」

像這種憂心自己是否失智的病人，通常都沒什麼大礙，當然，有一些失智症病人，就像真人真事改編的電影《我想念我自己》（*Still Alice*）裡面的失智症主角語言學教授愛麗絲，她是有病識感的，可以感受到自己心智的崩壞，但多數失智症患者，其實都沒有什麼病識感，他們不知道自己有失智問題，通常都是家人覺得不對勁才帶來看。

我自己門診的經驗是：從家人覺得這人「可能有失智」到實際帶來看，大概都已經經過一年半載，距離他開始有失智症，通常已經有三至五年了。許多家人都沒有意識到家中長輩有失智問題，通常都是長輩行為或性情異常到一個程度才會帶來看。

不要以為朝夕相處就比較能察覺問題。很多情況反而是一些住得遠或不常見面的「天邊孝子」發現的，因為久久才見一次，比較容易感受到長輩怎麼好像怪怪的。而跟長輩住在一起的人，很多反而因為「習慣了」，比較感覺不出異樣，可能就只是覺得老人家「老番顛」而已。

十大失智警訊

到底老人家出現哪些狀況時，要提高警覺呢？以下是台灣失智症協會列出的十大警訊：

1. **記憶減退，影響到生活與工作**：老人家有點健忘是很正常的，但忘記事情的頻率如果高到已經會影響日常生活，而且通常經過若干時間以後，或是經旁人提醒多次，卻仍然想不起來，這就必須注意。
2. **無法勝任原本熟悉的事務**：對自己原本很擅長的事務，突然失去能力，例如，每天開伙做飯的家庭主婦，竟然變得不知道怎麼下廚了。
3. **言語表達出現問題**：上了年紀以後，偶爾會有「雄雄」想不起某個字彙該怎麼講的情況，急起來就說：「就是『那個』、『那個』呀！」這都是正常的，但失智症患者因為大腦功能失常，對於「那個」不知怎麼表達的情況遠比常人多。
4. **喪失對時間、地點的概念**：一般人偶爾也會有日子過渾了的感覺，弄錯日期或時間，但是失智症患者不知今夕何夕的情況更嚴重，經常搞不清楚今天是幾月幾日星期幾，忘記以前經常前往的地點，甚至還會在家附近迷路。
5. **判斷力變差、警覺性降低**：例如，過馬路不看紅綠燈、隨便借錢給陌生人、一次吃下過多劑量的藥物等。

6. **抽象思考出現困難**：無法理解對話中比較抽象的意涵，不會使用本來習慣使用的家電（如微波爐等）或機器（如自動提款機）。

7. **東西擺放錯亂**：把一些東西放在不該擺放的地方，比方說，把書放進冰箱、水果放進衣櫥之類的。

8. **行為與情緒出現改變**：經常出現暴哭、暴怒等突如其來的情緒變化，這些情緒變化可能完全沒來由。或是出現衣衫不整、到商店拿東西不給錢等違反社會常俗的行為。

9. **個性改變**：比如說，原本溫和的人變得易怒、疑神疑鬼；原本活潑的人變得沉默寡言等。有些狀況跟記憶的消失也有關，失智症患者的記

● **想知道更多**

台灣失智症協會提供失智症相關資訊，請參見：https://reurl.cc/qj5ER

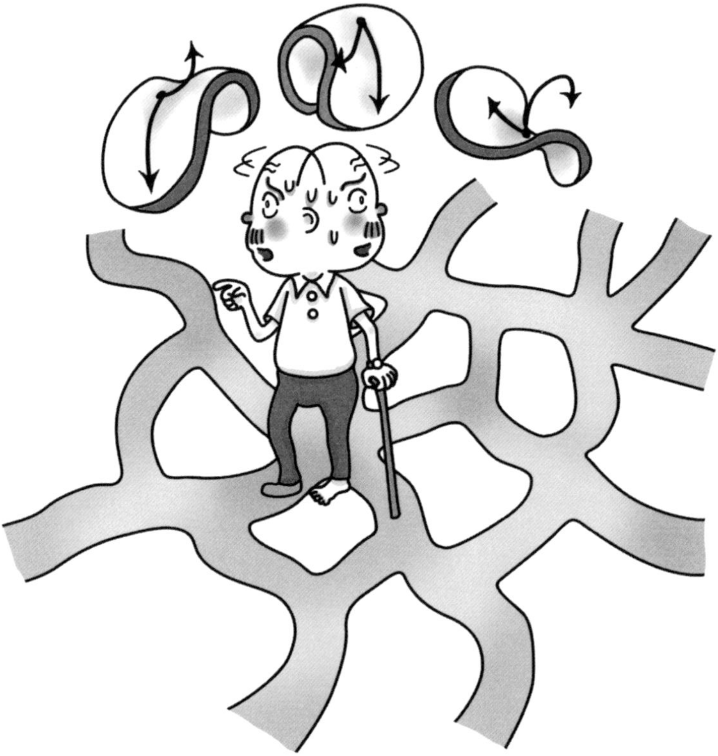

憶出現空洞，他們就會傾向自己編造故事，去「腦補」這些洞，但這些「腦補」的內容經常是不正確的，於是病人可能就會有一些很奇怪的反應，像是藏東西或覺得別人要害他等等。

10. 活動及開創力喪失：對原本喜好的事物變得興趣缺缺，很多事情必須一再敦促才勉強參與。

如果家中長輩頻繁出現上述狀況，建議帶他們去門診做評估，釐清狀況。

門診評估工具

MMSE（Mini-Mental State Examination，簡短智能測驗）是門診評估中常用的篩檢工具，一共有三十道題，答對一題得一分。

一開始會先問人事時地物，比如說，今年是哪一年、今天是星期幾、現在人在哪裡等，通常第一題就答錯的人，有失智問題的機率很大，不少失智患者會直接回答他（她）自己出生的那一年，甚至也不知道自己現在身處於醫院。

之後還會有注意力、計算能力、回憶、語言能力以及空間建構能力等相關問題。我們會看患者的教育程度來評估，有些高學歷的病人，雖然實際上有相當程度的失智，可是在這些問題上還是有相當高的答對率，因此，患者若有大學以上學歷，要答對二十四題以上才算及格。

此外，還有一種評估工具叫作Mini-Cog（迷你心智測驗）。先請受試者把「香蕉、朝陽、椅子」之類的三個沒有關聯性的詞彙記起來，之後，請他畫一個時鐘，填上所有數字之後，再請受試者按照指示的時間，畫出長短針位置，畫完以後，再請他回憶剛剛要他記住的三個詞彙，看還能記得多少。

時鐘正確性占兩分，回憶詞彙一個一分，兩者相加若是低於三分，就必須

● 想知道更多

MMSE（簡短智能測驗）量表版權為PAR, Inc.所有。臨床使用、論文發表及研究使用須至PAR, Inc.網站申請。請參見：https://reurl.cc/80Dbj

接受進一步的檢查，像是抽血、電腦斷層、神經認知測驗等等，再評估要用哪些藥物。

照顧者要多關心自己

照顧失智症長輩的心力負擔極大，若是失智長輩失語、失能，那照顧難度可能還稍微小一點，他雖認知有問題或甚至認不得人，但因為行動不便，至少比較「乖」，相對容易管理。最難照顧的情況是病人毫無病識感，但又活蹦亂跳相當硬朗，一天到晚想到處趴趴走或甚至想自己開車出門，那種就會讓照顧

● **想知道更多**

Mini-Cog（迷你心智測驗）中文版下載網址：https://reurl.cc/97DW0

者非常頭痛，因為這種病患出了門，可能就會發生意外或找不到自己的家。

有些失智症患者因為認知和情緒問題，甚至還會有一些過激的反應，我以前在美國執業時，有個失智的病人住院第一天就毆打護理師。我問他：「你為什麼打她？」他回答：「那兩個黑女人過來要脫我的衣服，我好害怕呀！」他根本不理解自己是來住院的，也不明白護理師是要幫他換衣服。

面對失智病人，恐怕無論怎麼講道理，都像是秀才遇到兵。很多病患家屬跟我抱怨：「我都跟他講一百遍了！他還是這樣！」「他為什麼這樣對我？」我都只能委婉勸他們：「你就是跟他說一千遍，也是沒有用的，因為他生病了，他完全搞不清楚狀況。」

在這種照顧壓力之下，大約有一半的照顧者會出現憂鬱症狀。我都會提醒照顧者，在照顧家人之餘，也要多關心自己的狀況，必要時，可以參加支持團體，現在政府也在推失智症照護據點，讓有這個困擾的民眾可以一起互相打氣、互相取暖，同時也能尋求一些專業協助，以減輕照護者的心力負擔。

多動筋骨多動腦，多跟老友聊一聊

有些沒有失智的患者或家屬，因為擔心未來會失智，也會問我有何預防之道，吃銀杏、魚油真的能預防失智嗎？

關於這一點，目前並沒有很堅強的證據，告訴我們吃什麼營養品可以預防失智。倒是有流行病學的研究發現，經常運動、從事心智活動（比如說閱讀、打牌、玩數獨等），以及有比較高人際互動的人，較不容易得到失智症。

而這些活動，姑且不論對失智的預防效果為何，總體來說，確實對長輩的身心健康狀況有益，所以，與其狂吞銀杏或魚油，倒不如鼓勵長輩們多動筋骨多動腦，多跟老友聊一聊。

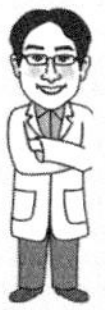

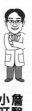

詹醫師小叮嚀

失智絕大多數的狀況都是不可逆的，只能盡可能延緩惡化速度，有些失智症患者因為認知和情緒問題，會有過激的反應，照護者要適時尋求專業協助，以減輕心力負擔。

老年憂鬱症

楊婆婆半年前中風以後就不良於行，出入必須靠外傭推輪椅帶她出去，否則就只能關在家裡。原本性格就比較纖細敏感，又不喜歡麻煩別人的她，變得更容易沮喪低潮。

近日來，楊婆婆的日子變得更難捱了。她白天吃不下，晚上睡不著，心悸、胃痛，渾身都不對勁，種種不適，讓她萌生一種生無可戀的厭世感。

她的內心整天兜轉著各種負面念頭，怨懟牽手半世紀的老伴拋下自己先走一步，留下她一個人獨自憂傷，如今病痛纏身，寢食難安、行動不便，猶如「廢人」一般，活著根本毫無意義，還不如死了算了……

一般人可能會覺得老人因為「日薄西山」，憂鬱症的比例會比年輕人高出許多，但其實老年憂鬱症的比例並沒有比年輕族群高。大部分的長輩能活到這麼大歲數，經歷各種起起落落，看盡人間風景，早已累積相當的人生智慧，能用比較圓融的態度面對不夠完美的現況。

但也有一些老人家在晚年時陷入憂鬱深谷，非但無法豁達笑看人生，反而整天長吁短嘆，覺得活得很苦、很累。

跟年輕族群不同的是，老人家的憂鬱症經常是以「身體不舒服」來表現的。他們不大會跟人傾訴自己心情很低落，而是會抱怨自己這裡麻、那裡痛、頭暈、睡不著、胃悽悽、胸坎「實實」、呼吸困難……有些老人家說的症狀極多，乍聽之下，感覺長輩的身體簡直是「歸組害了了」。

通常我聽到老人家一口氣抱怨這麼多處不舒服時，我都會溫言問他們：「阿公（阿嬤），你心情好不好？」

長輩們可能對所謂的「憂鬱症」沒有概念，只知道自己渾身都不對勁，若沒有特別問他們，也許他們自己也沒有意識到自己有憂鬱症狀。

若判定老人家可能有憂鬱傾向，我會讓他們做一個短版「老人憂鬱症量表」（Geriatric Depression Scale Short Form, GDS-SF，詳見附表十二），做出來的結果得分愈高，憂鬱傾向就愈明顯，得分大於五分，就可能有憂鬱症，若是得分在十分以上，就應該要做治療。

憂鬱症是一種腦部化學物質失衡的疾病，恐怕不是晚輩口頭安慰老人家，要他們「想開點」、「不要想太多」就能解決，必須經過適當治療。

但要評估老人家是否真的有憂鬱症，必須同時考慮是不是因為其他疾病，造成這些類似憂鬱的症狀。

比如說，貧血患者和甲狀腺功能低下的患者，都常會覺得疲累、提不起勁。而甲狀腺亢進者，則有可能會躁動、睡眠減少。此外，帕金森氏症的病人經常會繃著一張撲克臉，看起來心情不好的樣子，這些老人家未必真的有憂鬱

● 想知道更多

老人憂鬱症短量表，請參見：https://reurl.cc/WAgv5

附表十二 老人憂鬱症短量表

分數	情況描述
	1. 你基本上對自己的生活感到滿意嗎？
	2. 你是否已放棄了很多以往的活動和嗜好？
	3. 你是否覺得生活空虛？
	4. 你是否常常感到煩悶？
	5. 你是否很多時候感到心情愉快呢？
	6. 你是否害怕將會有不好的事情發生在你身上呢？
	7. 你是否大部分時間感到快樂呢？
	8. 你是否常常感到無助？
	9. 你是否寧願留在院舍／家裡，而不出外做些有新意的事情？
	10. 你是否覺得你比大多數人有多些記憶的問題呢？
	11. 你認為現在活著是一件好事嗎？
	12. 你是否覺得自己現在一無是處呢？
	13. 你是否感到精力充沛？
	14. 你是否覺得自己的處境無望？
	15. 你是否覺得大部分的人都比你幸福？

分數說明：
題號2、3、4、6、8、9、10、12、14、15回答「是」得1分
題號1、5、7、11、13回答「否」得1分

症，但會因為這些疾病，產生類似憂鬱的症狀。

當然，也有不少老人家是因為中風、心肌梗塞、失智等慢性病，而併發憂鬱症。在社會因素方面，則可能因為支持網絡減少（例如喪偶、失去老友、獨居等）、婆媳或其他人際問題、擔心經濟等各種壓力源，讓老人家鬱鬱寡歡。

醫生的能力是有限的，沒辦法代替病人解決他們各自的人生問題。像我有個阿嬤病患，她女兒有罕見疾病，經常得請假住院，工作做得有一搭沒一搭，有一次，我在醫院遇見阿嬤，她女兒已經裝上呼吸器在等病床。看到阿嬤愁煩的表情，不難理解為何她的憂鬱症一直沒辦法好全，但我們做醫生的，對她的人生困境實在無能為力，只能用藥物來協助她控制病情。

一般而言，針對有憂鬱症的老人家，第一階段會先進行為期六到九個月的療程，從低劑量開始服用，待身體適應以後，再逐漸調高到我們的目標劑量。

用藥的目的，是要讓腦袋裡掌管情緒的化學物質（例如血清素、腎上腺素或多巴胺等神經傳導物質）達到平衡，若是療程順利，之後大腦會自己產生正回饋，之後再逐步減少藥量，慢慢停藥，理想的情況下，停藥後，大腦仍然可以繼續維持這些化學物質的濃度。

通常服藥四到八週以後，就會開始見效。問題是，有很多老人家可能吃了一、兩個月，感覺情緒有好轉，就覺得自己「已經好了」，又或者擔心吃藥會「傷肝傷腎」，就自己停藥，導致功虧一簣。

我希望患者或家屬都能夠建立一個觀念：治療憂鬱症是需要時間的，絕不是一蹴可幾。

驟然停藥的結果，有可能會出現很不舒服的戒斷症狀，之後復發的機率也很高，症狀甚至可能比之前更嚴重。所以我都會跟病人講清楚，「這個吃心情的藥，一定要吃好吃滿，不要自己停喔！」假如第一療程失敗，之後可能就要

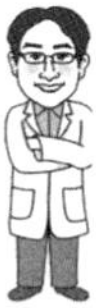

詹醫師小叮嚀

憂鬱症是一種腦部化學物質失衡的疾病，需要花時間用藥治療，要是驟然停藥可能會出現戒斷症狀，之後復發的機率也很高，症狀甚至可能比之前更嚴重。

積年累月吃藥控制，長期抗戰。

除了透過醫生開藥治療，若能夠找臨床心理師或諮商心理師，雙管齊下進行認知或行為治療，那當然最好。

此外，我也很鼓勵老人家透過運動、社交以及冥想等練習放鬆的技巧來改善情緒問題，告別鬱卒，安度美好晚年。

骨質疏鬆

雪香婆婆年輕時，身材原本就很小巧玲瓏，上了年紀後竟又「縮水」了些，比以前更袖珍許多。

最近她老覺得背隱隱作痛，原本以為只是過於勞碌，加上筋骨老了不中用，才這麼容易腰痠背痛，還去坊間養生館找師傅「掠龍」，但「掠」了半天，完全不見任何緩解，反而更不舒服。

今年母親節，雪香婆婆的大女兒送媽媽全身健檢作為母親節禮物，還追加了骨密度檢查，這一檢查，雪香婆婆才知道自己的骨密度T值竟然已經低到負三，骨頭簡直就像海砂屋一樣脆弱不堪。

掛了門診，照了X光以後，還發現脊椎有多處壓迫性骨折，雪香婆婆這才恍然大悟，原來之前背痛，並不是因為勞損，而是因為骨質疏鬆啊！

骨質疏鬆症是我的專長，雖然它聽起來好像沒有癌症或中風這麼恐怖，但骨質疏鬆症造成的死亡率和生活衝擊，可是完全不下於那些「重症」，我會在這一章多跟讀者分享一些相關的醫療知識以及保養之道。

我們先談談為何會骨質疏鬆。人體骨質的總量，約莫在我們二、三十歲時達到顛峰，過了三十歲以後，就會以每年約一%的速度漸漸流失。雖然我們的骨質在被吸收的同時，也會不斷重建，但這個速度可能會隨著年紀愈來愈「入不敷出」。

特別是女性，更年期以後，會有連續好幾年時間，骨質會快速直直落。年輕時，女性原本骨質流失的速度並不快，大約是平常每年掉零點五到一%，但在停經後大約六到八年間，骨質會以每年三%的速率快速流失，接下來才又會減緩為一到二%的速度。

在顯微鏡下，健康的骨骼看起來比較緻密，而骨質流失嚴重的骨骼，看起來則會像絲瓜絡一般，有很多空洞，有骨質疏鬆問題的骨骼結構明顯比較脆弱，儼然變成「人體海砂屋」，支撐性不足，發生骨折的風險也較大。長期使用類固醇的患者，以及停經後的婦女，都是罹患骨質疏鬆症的高危險群。

重則危及性命，輕則影響生活

骨質疏鬆的老人家，很有可能一跌倒就髖骨骨折。千萬別小看髖骨骨折這件事，髖部骨折後第一年，男性死亡率是十八％，女性則是十一％，比乳癌第三期、中風等大家觀念中的重症死亡率還高。即便老人家很幸運的熬過死劫，也有極大可能會因此導致程度不一的失能，之後進入養護機構的機率也大增。

還有一種骨折的情況為「脊椎體壓迫性骨折」，當脊椎體因為骨質流失得太厲害，就會脆弱到不堪一擊，老人家可能只要一咳嗽、打噴嚏，就會導致脊椎體扁掉。根據研究，台灣六十五歲以上的長輩，女性大概每五人（十九點八％）、男性則大概每六人（十二點五％）就有一人有壓迫性骨折。

骨質疏鬆症也是很多老人家之所以會「老倒勼」或駝背的真正原因，因為脊椎體被壓扁，身高就會變矮或產生佝僂的駝背現象。

問題是，骨質流失一開始是沒什麼症狀的，很多老人家根本不知道自己有骨質疏鬆的問題，即便到了脊椎體骨折的程度，也可能渾然不知，因為大概只有四分之一的患者會覺得痛，既然無感，當然也就不會特意去醫院檢查；而覺得背痛的人，也可能以為這僅僅是年老筋骨不好而掉以輕心，延誤治療時機，或是到坊間找師傅去「喬」，但力道太大的按摩或整骨，對骨質脆弱的老人家來說，其實相當危險，有可能會使病況更嚴重。

就算嚴重到髖骨骨折，很多老人家還是不知道該正視問題，骨折後的病人，僅有四分之一做骨密度檢測、三分之一接受骨質疏鬆治療，比例之低，實在令人憂心。我誠懇呼籲，老人家一定要瞭解自己的骨質狀況，若有骨質疏鬆傾向，一定要趁早處理，切莫任其惡化，若是之後因而骨折，老年生活品質將大受影響。

骨密度檢查有其必要

那麼，要怎麼知道自己到底有沒有骨質疏鬆風險呢？

中華民國骨質疏鬆症學會有提供骨質疏鬆風險的一分鐘自我評量表（詳見附表十三），長輩們不妨花少許時間自我評估。除了這個簡易評量表以外，也可以上網利用「FRAX®骨折風險評估工具」預測將來骨折的風險，這是一個由世界衛生組織開發，用於評估病患骨折風險的工具，一共有十二題，只要輸入自己的年齡、身高、體重、病史等資料，就可以計算出未來十年骨折的風險。

目測的話，假使老人家有變矮、駝背的現象，恐怕八九不離十，應該是有骨質疏鬆，最好去檢查一下。

● **想知道更多**

「FRAX®骨折風險評估工具」，請參見：https://reurl.cc/zE00y

附表十三　骨質疏鬆症風險 1 分鐘自我評量表

如果此表任何一個問題，您的答案為「是」，您便有罹患骨質疏鬆症的風險，建議就診時，攜帶這張評量表，並記得向您的醫師詢問：「骨質密度檢查」是否適合您。

女性骨質疏鬆風險 1 分鐘評量表	男性骨質疏鬆風險 1 分鐘評量表
1. 您的父母是否曾經因為輕微碰撞或跌倒而跌斷股骨（大腿骨）？ 2. 您本人是否因為輕微的碰撞或跌倒而跌斷骨頭？ 3. 您是否曾服用類固醇超過 3 個月？ 4. 您現在的年紀減掉體重，是否超過或剛好等於 20？ 5. 您的身高是否變矮超過 3 公分？ 年輕時的身高：_____ 公分 現在的身高：_____ 公分 6. 您是否經常飲酒或超過安全的飲酒範圍？或者您是否每天抽菸超過 20 支（約 1 包）？ 7. 您是否有甲狀腺亢進或副甲狀腺亢進的情形？ 8. 您是否在 45 歲或以前就已經停經？ 9. 除了懷孕期間以外，您曾否停經超過 12 個月？	1. 您的父母是否曾經因為輕微碰撞或跌倒而跌斷股骨（大腿骨）？ 2. 您本人是否因為輕微的碰撞或跌倒而跌斷骨頭？ 3. 您是否曾服用類固醇超過 3 個月？ 4. 您的身高是否變矮超過 3 公分？ 年輕時的身高：_____ 公分 現在的身高：_____ 公分 5. 您是否經常飲酒或超過安全的飲酒範圍？或者您是否每天抽菸超過 20 支（約 1 包）？ 6. 您是否有甲狀腺亢進或副甲狀腺亢進的情形？ 7. 您是否因雄激素過低而導致陽痿、性慾減低或其他相關症狀？

如果要瞭解現在自己的骨質健康狀況到底如何，骨質密度（BMD）檢查絕對是最精確的評估方法，雖然到大醫院做骨密度檢查要花一千多元，但這筆錢絕對值得花。

有些阿公阿嬤會說：「啊我家附近的藥房每次辦活動，都有幫人家測骨密度啊！就是腳伸進去測那種啊，幹嘛還花錢去醫院做啦！」

一般藥房或商店辦活動用的儀器是超音波儀器，精準度還不夠，不能作為診斷的依據，要測量骨密度，還是要到醫院用雙能量X光吸收儀來測，測量腰椎跟兩側髖骨的骨密度，做出來的評量會比較精確，這也是醫生用來判定病人骨質好壞的黃金標準。

骨密度檢測所測出來的數值稱為「T值」或「T評分」，這是一個跟三十歲健康成年人最佳骨密度的「比較值」。

由於骨質會隨年紀下降，老年人的骨質原則上是比成年人低，所以T值通常是負數的。T值大於等於負一，表示骨密度在正常範圍內，T值大於負二點五、小於負一，表示骨質缺乏或低骨質，但是還沒到骨質疏鬆的程度。倘若T值小於負二點五，就表示骨質已經流失很多，屬於骨質疏鬆症，T值比負二點五小愈多，代表骨質疏鬆的程度就愈嚴重。

如有低創傷性骨折，不管骨密度多少，也是會被診斷為骨質疏鬆症，應該進行治療。

很多老人家有骨質流失或骨質疏鬆的問題，但卻完全不自知，我強力建議，六十五歲以上的婦女或七十歲以上的男性，都應該去醫院做骨密度檢查。

我常在衛教演講時跟聽眾說，父親節、母親節或是爸媽生日，買蛋糕或請吃飯慶祝固然很好，但如果可以送父母親一個攸關於他們健康的禮物——帶他們去醫院做個骨密度檢測，那就更貼心了。

保骨守則：營養、運動、防跌、戒菸酒

無論有無骨質疏鬆，以下幾點都是銀髮族保骨、健骨的重要守則：

❶別讓自己太瘦

我常半開玩笑跟病人說：「阿姨嬸嬸們不用羨慕林志玲，等她到了你們這年紀，會比較容易骨質疏鬆。」基本上，骨質疏鬆多半是瘦子的病，而不是胖子的病，瘦子得骨質疏鬆的機會比胖子高很多，所以老人家千萬別讓自己太瘦，BMI不宜低於十八點五，免得增加骨質疏鬆的風險。

平日三餐要吃得好、吃得夠，尤其是蛋白質一定要攝取足夠，蛋白質已被證實能預防骨質疏鬆，建議每天攝取量為一至一點二公克／每公斤體重，舉例來說，六十公斤老人家，每天應該要吃到六十至七十二公克蛋白質才算充足。

❷補充鈣質、維生素D存骨本

談到「存骨本」，最重要的營養素就是鈣質跟維生素D。

停經後的婦女或六十五歲以上的男性，建議每天要補充一千二百毫克的鈣質。要提醒老人家的是，補充鈣質，最好能從食物而不是從鈣片來攝取。吃鈣片雖然方便，但是鈣片吃太多有可能會有腎結石或便祕等副作用，除非真的很缺乏，否則還是盡量從食物來攝取鈣質比較好。

而且，鈣片的成分不管是乳酸鈣、碳酸鈣、磷酸鈣、檸檬酸鈣或是葡萄酸鈣……說到底，最重要的還是能夠吸收到的「活性鈣」（鈣離子）。但目前坊間販售的鈣片，標榜的單位都是鈣化合物的單位量，而不是活性鈣，仔細算起來，活性鈣通常都只有二百毫克左右。如果要吃到一千二百毫克的鈣質，那每天豈不是要吞到六顆鈣片才夠？但吃這麼多鈣片，有可能會讓老人家便祕，所以我才會強調，最好還是透過食物攝取鈣質，比較不會有副作用。

很多人一聽到要從食物攝取鈣質，馬上就想衝到賣場採購牛奶，不過，其實牛奶並非是吸收鈣質「最有效率」的途徑，要吸收到一千二百毫克的鈣質，要喝到六杯牛奶才夠，若是豆漿，則更要喝到二十四杯，這對老人家來說，未免也太拚了。

那什麼才是吸收鈣質最有效率又方便取得的食物呢？我個人建議是「吃起司片」，一片起司片的鈣質約六百毫克，每天吃兩片就夠了，老人家可以當作早晚的點心，吃巧、吃好又補鈣。

但要注意，市面上的起司片有一些是人工合成的，牛乳或乾酪含量很少，主要是用油脂加上添加物乳化合成，這種起司片的補鈣效果可能就會打折，民眾購買時要注意一下成分，選擇用生乳做的天然起司片，吃了才能達到最好的補鈣效果。除了乳製品以外，小魚乾也是很好的鈣質來源，老人家可以多吃。

那如果老人家吃純素，蛋奶魚都不能吃，又該怎麼補鈣呢？

植物中，也有鈣質比較豐富的種類，像是黑芝麻、豆類、深綠色蔬菜、海藻、海帶、香菇、髮菜等，都可以多加選擇，只是相對之下，沒有乳酪的「CP值」這麼高，所以若有必要，也可以吃鈣片來補充不足的部分。雖然我堅信「天然的尚好」，但如果真的無法從飲食攝取足夠營養素，當然也可以用營養補充品來「補不足」。

至於保骨、健骨的另一個重要營養素「維生素D」，則有兩種取得方式：一種是用晒的，另一種是用吃的。

維生素D的每日建議量是八百IU，如果是用晒太陽來合成，合成量跟「肌膚的暴露面積」與「曝晒時間長短」有關，夏天陽光熾烈，在中午十二點到二點陽光最盛這段時間，露出臉部、手臂、腿，只要晒十分鐘就能合成足夠的量，我有時候會跟阿公阿嬤們打趣說：「如果你這樣還嫌太慢，你家房子棟距又超寬，別人看不到你的話，你可以大中午在陽台脫光光晒太陽，像『煎魚』一樣，正面、背面各『煎』一分鐘就達標了。」

不過以台灣住宅的密集度，左鄰右舍這麼近，應該很難脫光衣服來「煎」，但以台灣夏天的日照量，其實每天只要出去小晒一下，就可以取得足夠的維生素D，長輩們也無需曝晒太多，免得中暑。

但是，冬天衣服穿得多，肌膚暴露面積少，陽光又比較弱，加上老人家合成維生素D的能力又比年輕人差，在只露出臉部的情況下，要晒好幾小時，

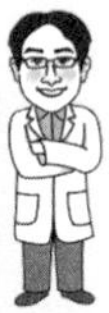

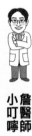

詹醫師小叮嚀

起司片是吸收鈣質最有效率又方便取得的食物，牛奶、小魚乾、黑芝麻、豆類、深綠色蔬菜、海藻、海帶、香菇、髮菜等也都是好選擇。

才能合成到八百IU的維生素D，我會建議，除了「晒」，還可以用「吃」的方式來補充維生素D。

同樣的，最好也能優先從食物而不是從錠劑攝取。一些高油脂的魚類，像是鮭魚、鯖魚、鯡魚、秋刀魚，以及動物的肝臟、蛋黃中，都含有維生素D。由於含維生素D較多的食物多半都是葷食，如果茹素的長輩，可能就只好再另外吃營養補充品。

❸戒菸，避免飲酒過量

抽菸不但會增加心血管疾病與肺臟疾病的風險，也會加速骨質流失，最好能夠戒菸，對很多面向都有好處。同樣的，飲酒也不可過量，過多的酒精會造成骨質流失，小飲雖然怡情，但為了健康起見，還是要節制，每天飲酒量不宜超過三小杯（約等於三百毫升啤酒、一百二十毫升紅酒、六十毫升烈酒）。

❹ 運動

運動對於預防骨質疏鬆症有非常正面的效益，不僅對骨頭好，也能增加肌耐力與柔軟度，減少老人家跌倒的機率。

一些對抗地心引力的運動，已經證實有明顯的預防效果，諸如荷重運動（指的是腿部支撐身體時，骨骼和肌肉須對抗重力，登梯、步行、慢跑、網球、舞蹈等都是）、阻抗性運動（例如重量訓練）、柔軟度運動（例如伸展）、平衡運動（例如太極拳）等，有的可以強化肌力，有的則可以增進平衡感，減少老人家跌倒的機率。

如果老人家沒有特別的運動習慣，也不知道該從何做起，民眾不妨可以上網搜尋「骨鬆健康操」，這是一系列類似體操的動作，早晚各做一次，對預防骨質疏鬆很有幫助。

❺ 預防跌倒

銀髮長輩跌倒的比例，可能比很多人想像的還多。根據統計，六十五歲以上的老人，每年每三個之中，就有一個人跌倒，七十五歲以上的老人發生跌倒的機率則更高。而住在養護機構裡的老人家，則有一半會跌倒。

老人家跌倒的後果可能會很嚴重，跌倒後，有一半的長輩會輕微受傷，但也有一至五％會因此骨折，九成的老人髖部骨折都是跌倒造成的，還有十至十五％的老人家會因此嚴重受傷，比如頭部外傷、關節錯位、軟組織瘀傷、挫傷或撕裂傷等。近三十年來，跌倒已經變成台灣老人因事故死亡的第二原因。

此外，很多老人家在跌倒後，都會有生活功能減退的後遺症，僅有三分之一能夠恢復功能。而髖關節骨折的病人，一年後有八成會失去獨立生活的能力，各位讀者看到這裡，應該都覺得這些數據十分駭人吧？

跌倒的代價實在太慘重，不僅老人家痛苦，家人負擔也會變重，因此，保骨的重要守則之一，就是「防跌」。

老人家會跌倒的原因很多，視茫茫、肌肉無力、行動及平衡能力變差、慢性病（如中風、糖尿病、帕金森氏症等）、姿勢性低血壓、多重用藥等、吃安眠藥或其他精神藥物因素，都可能會導致跌倒，此外，不合腳的鞋、光線不良、居家環境設計不良、缺乏防滑設施等，也都可能會讓老人家摔跤，我們必須盡可能排除或降低這些危險因子的影響，才能防跌保骨。

積極治療，避免影響老年生活品質

若是確診為骨質疏鬆症，就要接受治療。

治療骨質疏鬆的藥物有很多種，包括破骨細胞抑制藥物、造骨細胞刺激藥物、雙磷酸鹽類藥物、雌激素、選擇性雌激素調節劑等。每一種藥物都有其獨到之處，也有其副作用，醫師會針對病患的狀況選擇適合的藥物。

比如說，有些藥物對腎功能的要求很高，倘若老人家有慢性腎臟病，就必須避開這種藥物，改用腎功能要求比較寬鬆的藥物。另外，有些藥物則只適合女性使用，男性的骨質疏鬆患者，就得選用別種。

在副作用方面，有些藥物可能會導致腸胃道不適或骨骼、肌肉痠痛、起疹子等，部分藥物會有極少數病人會發生牙床骨壞死的狀況，一般來說，這種情況很罕見，但為求慎重起見，我會建議老人家若有植牙或做假牙的需求，最好能跟幫你治療骨質疏鬆的醫師討論一下。

在用藥的頻率與方式上，有口服的，也有皮下或靜脈注射的，頻率不等，有些每天都要吃，有些一週或一個月吃一次就好了；注射的藥物也是，有些一年來打一次就夠了，有些則是三個月打一次、半年或一年打一次，有些則要像胰島素一樣每天施打。

不過，有一點我要特別解釋一下，有很多老人家可能會覺得，自己的T值很差，確定是骨質疏鬆，那就可以享受健保吧？但目前（截至二〇一九年九月）我們國家健保的給付規定是：必須要因為骨質疏鬆症（T值小於負二點五）引起「脊椎」或「髖部」骨折；或因骨質疏少症（T值大於負二點五、小於負一）引起脊椎或髖部兩處或兩次以上的骨折，才能使用健保給付的骨質疏鬆的「第一線」藥物。

也就是說，如果你沒有骨折，或是骨折的地方是脊椎與髖部以外的地方

（例如手、腳等），不管你骨密度檢查的數值有多低，就算骨質真的很差，T值都小於負五了，健保仍不給付，患者還是要自費。

對於健保的規定，我真的愛莫能助，但作為醫生，我仍會鼓勵病人即使健保不給付，最好還是能積極治療，骨骼的健康，真的與老年生活品質息息相關，如果經濟還過得去，奉勸長輩們還是該自費治療。

另外，有研究顯示，女性可以在停經後，就開始注射有抑制破骨細胞效果的骨質疏鬆症的藥物，如此可以減緩骨質流失的速率，甚至骨密度還有可能會比原來成長一點。用做預防的施打頻率，不必像治療的頻率一樣頻繁，比如說，治療的注射頻率若是每年要打一次，若只是要預防，可以拉長到一年半再去打一次就好。當然，因為是預防而不是治療，健保不會給付，這筆費用是必須自費的，提供給各位讀者參考。

譫妄

胡爺爺幾天前因為泌尿道感染，發高燒，而且尿尿都解不出來，因而緊急住院，上了點滴，打了抗生素，原本以為應該解除危機了，沒想到，半夜裡，胡爺爺卻突然像發瘋一樣，開始躁動不安，大吼大叫，不但連胡奶奶都認不得了，而且還直嚷著牛頭馬面、黑白無常就站在房間裡，要把他抓去！

胡奶奶被胡爺爺這一鬧騰，嚇得眼淚直掉，大半夜的，莫非老頭子是真的見鬼了？又或者他大限將至，陰間使者來提人了？

隔天，胡爺爺似乎比前一夜穩定許多，但狀況還是時好時壞，為了照顧胡爺爺，胡奶奶只好跟幾個兒女二十四小時輪班守在病房。

幸好幾天後，胡爺爺就慢慢恢復正常，問話可以對答如流，也認得出胡奶奶了。胡奶奶心有餘悸地說起他前幾日的狀況，胡爺爺怔了怔，完全不記得曾經發生過這樣的事情……

一般人很難瞭解「譫妄」這個醫學名詞到底是什麼意思，它指的是一種急性的精神混亂狀態，用大白話說，就是腦袋突然「秀逗」了。

譫妄的症狀包括意識狀態突然改變、注意力缺損、思緒混亂，甚至出現幻覺、妄想等類似精神病的症狀。本來老人家好端端的，突然滿口胡話、躁動，時而憤怒時而狂喜，有些情況還會聲稱自己聽到、看到滿天神佛或「魔神仔」之類的超自然現象，很多家屬見狀都會被嚇到。受民俗影響，有些人還以為長輩是「中邪」或是「被煞到」，覺得應該要帶去收驚或驅魔，但其實老人家並不是因為被什麼「不乾淨的東西」侵擾了，而是他腦袋突然接錯線了。

引起譫妄的原因很多，有些因為生病引起，像是泌尿道感染、肺炎、心肌梗塞等，也有人是因為停藥或突然換了新藥，還有一種情況是因為環境改變，比如說，老人家突然因病住院或在病房被身體約束，身心壓力排山倒海而來，就突然秀逗了，像加護病房的老人家，出現譫妄症的比例就特別高。

總之，有太多原因可能會引發譫妄症，歸納來說，就是當內在或者外在的壓力源對神智造成的傷害，超過患者腦部能夠承受的程度時，就有可能會形成譫妄症。

為什麼譫妄多半都出現在老人家身上呢？因為年輕人的腦袋在面對同樣的壓力源時，承受的能力較強，但老人家就不同了，他們各項功能都比較退化，不像年輕人對內外在變化的調節性這麼好，又經常有各種共病，任何一項多出來的壓力，都可能會成為壓死駱駝（造成急性精神混亂）的最後一根稻草。

譫妄的部分症狀，跟失智有一點類似，比如說，同樣都可能會很「番」，或是說話顛三倒四，但失智是持續性的腦功能退化，通常不可逆；而譫妄則是一種急性認知功能障礙，是比較可逆的。

失智跟譫妄是可能並存的，若本身已經是失智長輩，又突然陷入譫妄，患者的認知功能會惡化得更快。

恢復時間及程度因人而異

病人送到醫院，我們可能會為他做精神狀況評估，一旦確診是譫妄症，當然就是先設法找出導火線。若有急性的內科問題，像是發炎、感染等，就要解決並控制疼痛；若是藥物導致，就要停藥、降低劑量（特別是一些精神藥物），或是使用其他安全一點的替代藥物；若是脫水或是電解質不平衡，就要補充水分跟電解質。

值得一提的是，老人家出現譫妄，有可能是一些重大疾病的徵兆。很多心肌梗塞發作的患者或許會覺得喘或胸痛，但也有些老人家是以譫妄來表現，當老人家出現這種症狀時，有可能是一個警訊，要特別注意。

譫妄是老人科的急症，發生後一年的死亡率可以高達三分之一，雖然大部分可以恢復，但恢復時間長短因人而異，有人可能一天之內就恢復正常，有人要幾天或一週，也有些人要一個月甚至更久。至於能否完全恢復到發病前的狀況，也是十分難說。還有研究說，譫妄後半年內完全回復到正常的比例不到四分之一。

在處理策略上，說老實話，醫師只能盡量改善危險因子、控制症狀，無法改變疾病進程，病人幾時會好轉，這都要看他自己。

除非萬不得已，避免使用藥物跟約束

譫妄的病人無法控制自己，有時候會哭叫、打人或傷害自己，若身上有管路的，還會自拔管路。但基於不要惡化病況的考量，在譫妄發作的期間，原則上我們盡量避免使用身體約束，簡單說，就是不要刻意綁住他，愈綁他，他有可能會愈「盧」，更容易受傷。

要特別注意的是，做約束有可能會增加老人家跌倒的機率，照顧者要格外留心。最好的方式，還是能請家屬輪班照顧，病人看到熟悉的面孔，會比較安心、聽話一點。

如果老人家嚴重躁動，有傷人或自傷的情況，或是會自己亂拔管路，但因為治療必要，又無法移除這些管路時，實在萬不得已，才會考慮使用低劑量的精神藥物。

若老人家沒有特別躁動的話，我們盡量還是避免使用藥物。家屬能夠協助的就是：提供足夠的水分和營養，並多陪伴，協助老人家重建定向感。

什麼叫定向感呢？就是指知道今夕何夕、知道自己身在何處、知道現在在我眼前的人是誰。譫妄的老人家常會有失去定向感，神智迷迷糊糊的問題，家屬可以多點耐心跟老人家互動，此外，病房也可以貼上寫有「某年某月某日、這裡是某醫院某病房」之類的大字報，協助老人家理解現在的時空狀態。

由於患者也經常日夜顛倒，作息混亂，白天的時候，盡量讓老人家可以接觸到明亮的光線，不要讓他一直昏睡，若可以，盡早讓患者可以下床活動；夜晚則可以為老人家輕柔按摩、放點輕音樂給他聽，盡量安撫他、讓他放鬆，而不要使用安眠藥，這些作法都能幫助老人家快一點恢復正常。

照顧一個突然變得六親不認、又番又盧的老人家，這段時間，家屬難免會比較辛苦一點，挫折感也會比較深，但既然是至親，就多包容擔待些，大多數的譫妄症都只是暫時的，在妥善照顧的前提下，通常一段時間就會明顯好轉，家屬也無需過於憂慮。

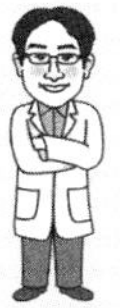

詹醫師小叮嚀

譫妄是老人科的急症，發生後一年的死亡率可以高達三分之一，老人家出現譫妄，有可能是重大疾病的徵兆，有些老人家心肌梗塞發作是以譫妄來表現，要特別注意。

慢性阻塞性肺病

不知道從什麼時候開始，咳嗽就變成許伯伯的老症頭。一開始，以為只是比較難好的感冒，但這咳嗽卻纏纏綿綿拖了半年，遲遲不見好轉，哪有感冒會持續這麼久呢？

從二十歲就開始抽菸的許伯伯，算起來菸齡已經超過五十年，他菸癮不小，每天至少要抽上一包，以前吞雲吐霧，只覺快樂似神仙，但如今，許伯伯忍不住有些擔憂：「難道是抽菸這麼多年，把肺給抽壞了嗎？」

前陣子，許伯伯不但咳，甚至還有點喘，呼吸時還會發出「唏—唏—唏—」的聲音，彷彿上氣不接下氣。幾天前，許伯伯出去一趟，竟又被人傳染了感冒，半夜裡，喘到呼吸困難，許奶奶趕緊把他送急診，這一次，竟然弄到得住進加護病房，甚至還要戴上呼吸器……

慢性阻塞性肺病（Chronic Obstructive Pulmonary Disease, COPD）跟氣喘的致病源頭不同，但症狀有點像，都是肺的氣道發炎，產生呼吸受阻的情況，兩者的治療方式也頗類似，但這兩個病的威脅程度可以說是相當不同。

通常氣喘都是在比較年輕的時候就發病了，而慢性阻塞性肺病可能多半是四十歲以後才發病。最明顯的差別是，氣喘的可逆性比較高，而慢性阻塞性肺病的可逆性則比較低（這在臨床上，可以噴誘發氣管收縮的藥物以及短效氣管擴張劑來測試），而且病情會逐年慢慢惡化，我們的治療目標就是盡可能延緩病況變壞的速度。

很多老人家一開始來檢查，是因為久咳不癒、會喘或是呼吸時伴隨「唏—唏—唏—」的哮喘音，不過，不見得有這些症狀就一定是這兩種疾病。造成老人家喘的原因，除了是肺的問題以外，還可能跟心臟或情緒有關，必須先確認原因，才能對症治療。

如果是氣喘的話，情況比較單純，若不是太嚴重的話，通常好好控制應無大礙；但如果是慢性阻塞性肺病，就要加倍留心，根據健保資料庫的研究數據，肺阻塞病人急性發作住院的死亡率為四％，年齡愈大、共病症愈多的病人，住院死亡率尤其更高，而且，病人出院後一年的死亡率高達二十二％。

罹患慢性阻塞性肺病的老人家，也比一般老人家更容易感染肺炎，不少有慢性阻塞性肺病的病人最後都是因為肺炎過世。患者的呼吸系統特別脆弱，別人感冒咳嗽通常不會出什麼亂子，但他們可能一咳嗽就喘不過氣來，要插管或用呼吸器，若是肺功能下降到一個程度，平常可能就要帶著氧氣筒生活。

嚴重時須插管甚至氣切

慢性咳嗽是慢性阻塞性肺病早期症狀，不過，很多老人家之所以有慢性咳嗽，是因為胃食道逆流或鼻涕倒流，必須先釐清。

一開始，可能只是覺得卡痰，常常得清喉嚨，到後來會演變成每天都在咳，而且也會覺得胸悶、呼吸變得吃力。

按照嚴重度，慢性阻塞性肺病可分為輕度、中度、重度和極重度。慢性阻塞性肺病跟氣喘的治療方向頗類似，第一線用噴的，第二線才是打針或服藥，噴的藥劑就是氣管擴張劑，一般分為每天維持使用及發作時使用的兩大類藥品，發作時使用的藥品病患可以隨身攜帶，覺得呼吸不順時可以噴兩下。

嚴重度高一點的，必須每天都要噴維持的藥品，這些藥品可能含有類固醇，以達到良好控制的目的。如果效果不佳或急性發作，則會進一步使用類固醇（針劑或口服）或其他口服藥物，按照不同程度的肺功能級數，給予不同的藥物治療。

若呼吸功能退化太多，即使藥物也無法有效改善時，經胸腔科醫師評估後，可以給予氧氣治療，以維持血液含氧量，減輕心肺負擔及組織缺氧現象。除了居家使用的氧氣設備，也有攜帶型的，讓老人家的行動不至於因病受限。

比較麻煩的是，慢性阻塞性肺病的病患比較容易因為感染而導致急性發作，因此嚴重哮喘、呼吸困難，造成低血氧的問題，像這種情況，就必須馬上送急診。

如果情況比較嚴重，有可能就要插管、戴上呼吸器送到加護病房，如插管過久，可能要考慮做氣切。

一聽到「氣切」，很多家屬或病患都不能接受，但如果經過兩週還是無法撤除呼吸器，插管有可能會造成氣管壁組織壞死，而且病人也非常不舒服，在兩害相權取其輕的考量下，氣切反而對病人比較有利。

生活調整

在居家照護方面，下列幾點要特別注意：

❶ 戒菸

抽菸是造成慢性阻塞性肺病的危險因子，有八、九成這類病人是吸菸者。若還繼續抽菸，絕對會使病況雪上加霜，所以請務必要戒菸！

不只是已經有慢性阻塞性肺病的病人要戒菸，我強力奉勸現在有吸菸習慣的人最好都要戒菸，抽菸者肺功能異常的機率遠遠高於不抽菸的人，為了你的肺好，還是戒菸吧！

❷確實使用藥物

有些老人家雖然有乖乖使用支氣管擴張劑及其他噴劑，但使用方式不夠正確，效果也會大打折扣。要仔細記住護理人員的說明，使用吸入性藥物時，動作一定要做確實，以確保藥物可以達到氣管深處。

❸避免感染

慢性阻塞性肺病若是感冒、罹患流感甚至肺炎，病況都可能會比常人來得嚴重，因此最好能減少出入人多的公共場所，此外，該打的疫苗，像是流感疫苗、肺炎鏈球菌疫苗，都要去接種，盡量避免感染。

❹ 肺部復健

呼吸治療師會指導病人做腹式呼吸以及噘嘴式呼吸，病友平時在家裡應勤加練習。

腹式呼吸大致有三個步驟：緩緩吐氣直至氣體全部吐盡、屏住呼吸三秒、重新緩緩吸氣至不能吸為止，盡可能擴大胸腔，使腹部漸漸隆起。

而噘嘴式呼吸則是指：用鼻子深吸氣，默唸「一、二」後，把嘴噘起來，心中默唸「一、二、三、四」，緩緩吐出氣體，噘嘴呼吸可以減少阻力，幫助更多的空氣順利吐出肺部。

若是老人家記不住這些步驟，也可以上網搜尋相關影片，讓老人家看著影片，一步一動跟著做。

❺ 適度運動

慢性阻塞性肺病的患者呼吸功能比常人差，有些老人家一動就喘，因此能不動就不動，但這樣反而不好，老人家還是該嘗試一些溫和的健走、擴胸、伸展等低強度運動，以強化心肺功能。

慢性阻塞性肺病雖然無法根治，但只要配合醫師指示，透過適當的藥物治療，必要時給予氧氣支持，並調整生活方式，可以有效延緩疾病的惡化速度。

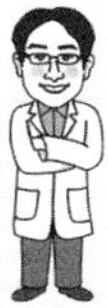

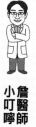

詹醫師小叮嚀

罹患慢性阻塞性肺病的老人家呼吸系統特別脆弱，要配合醫師指示，透過適當的藥物治療，調整生活方式，延緩疾病的惡化速度。

營養不良

自從老伴坤中伯走後，月香嬸就愈來愈懶得進廚房了。以前坤中伯還在時，為了要張羅三餐，月香嬸上菜市場上得很勤，三餐雖然吃得簡單，但起碼都有肉、有菜、有水果。

可是，現在家裡只剩下月香嬸孤伶伶一個人了，煮這麼多，給誰吃呢？除非「北漂」的兒子、媳婦回鄉下老家看她，否則月香嬸很少大費周章下廚了，可是年輕人忙，兩個月才回來一次，其他的日子裡，月香嬸為了方便，經常煮一鍋菜就吃好幾天，有時候乾脆泡點即溶麥片，就當作是一餐了。

前幾天，月香嬸兒子回家，有點驚訝地問：「媽，感覺你瘦好多啊！」

月香嬸這才想起來，難怪這陣子覺得褲子怎麼愈穿愈垮，還以為是鬆緊帶鬆掉了，這麼說來，自己好像真的瘦了不少呢……

高齡者「衣帶漸寬」，絕不是一個好現象，如果不是因為疾病引起，很有可能是因為營養不良。

老人家營養不良，恐怕會影響他們的生活功能，當白蛋白太低時，也可能會造成局部水腫，若是住院療養，恢復的天數也會拉長，不可不慎。

要判斷老人家是否有營養不良的症狀，我們在門診最簡易的一個初步判斷標準，就是開門見山問阿公阿嬤們：「您最近有沒有感覺明顯變瘦？食量有減少很多嗎？」

在沒有刻意減肥的情況下，若老人家一個月內體重減輕二%、三個月內體重減輕五%、半年內體重減輕十%，都可能是營養不良的警訊。

若老人家體重減輕甚多，我們可能就需要進一步做一些營養評估。或許民眾會覺得，乾脆直接驗血不是最準嗎？但驗血有時候未必可以推導出正確原因，比如說，雖然我們可以檢測血液中的白蛋白值，但是，當人們急性生病時，白蛋白就會下降，這個數值的下降，並不意味著就是營養不良，要評估營養問題，還是得做一些全面性的營養評估。

我們篩檢老人家是否營養不良，最常用的工具是「迷你營養評估」（Mini Nutritional Assessment, MNA）問卷，這是一種簡單好用的工具，別小看這個表格，它的精準度有時候甚至比驗血等還要準確。有興趣的讀者可以自行上網看看這份問卷，這些問題都很白話，沒有什麼醫療術語，方便讀者為家中長輩做初步評估。

吃得夠多、夠好嗎？

至於老人家為什麼會營養不良呢？通常就是：吃得不夠——量不夠多、質

● 想知道更多

迷你營養評估問卷，請參見：https://reurl.cc/mrxz7

不夠好。

「吃得飽」跟「吃得好」這二者之間，不能直接畫上等號，但是對很多長輩來說，他們對於日常飲食的態度，就只是打發三餐、填飽肚子而已。

老人家對吃飯漫不經心的原因很多，從動機面來看，很多長輩對吃興趣缺缺是因為「沒人陪他（她）吃」。

記得以前在金山分院服務時，我們去做家訪，發現有些獨居的長輩，因為家裡只有自己一個人，覺得每一餐都要張羅多種食物，實在有點麻煩，就連出門買自助餐都不願意，可能自己隨便亂煮一鍋就吃一個星期，完全不講究營養，加上一個人吃飯也頗寂寞，吃的量就少。

有些老人家則是因為經濟比較拮据或天性儉省，捨不得花錢買比較好或多樣化的食物，這也會影響他們的營養攝取。

除了獨居和經濟問題，疾病和用藥也會影響老人家的胃口。根據國民健康署二〇一六年全國二十二縣市高齡友善城市調查顯示，十%老人有咀嚼困難，牙口不好又沒有適度調整食物的軟硬度，老人家自然會愈吃愈少。

肝病、腸胃道疾病或呼吸道疾病所帶來的不適（例如腹脹或氣喘），也可能讓老人家沒有食慾。如果行動比較不方便，也會因此懶得去準備食物，或失去吃飯的動力，久而久之，就造成營養缺失問題。

精神上的疾病也會影響飲食，像是失智症的老人家，可能會忘記吃飯；憂鬱症的老人家則可能不想吃飯，這些也可能是造成老人家營養不良的原因。

有些老人家服用的藥物，像是某些治療鼻子過敏的藥、利尿劑、抗憂鬱劑、安眠藥等許多種藥物，都會減少唾液分泌，讓人口乾舌燥、妨礙味覺，因此食慾變差。若是這種情形，可以跟醫生討論，是不是要換藥或減藥。

我以前有個病人，因為服用治療尿失禁的藥物，導致口乾，老人家變得胃口缺缺。像這種情況，就要跟老人家和家屬討論利害關係，尿失禁的問題可以用紙尿褲解決，但老人家吃不下飯，有可能會變得很衰弱，兩害相權，當然是優先處理吃飯問題。果然，我把藥物一停掉，老人家食慾就恢復正常，又吃得下飯了。

如果家裡的老人家有營養不良的情況，我們應該努力找出讓長輩吃不夠、吃不好的原因，才能有效解決這個問題。

若沒有什麼特殊疾病，高齡長輩的日常飲食，最好能夠注意以下幾點：

1. **吃得下、吃得夠、吃得對**：若長輩有咀嚼、吞嚥的問題，應適度調整食物的軟硬度或內容，幫助長輩攝取更多食物。在分量上，也應該做到三餐都有進食。此外，還需兼顧營養均衡，尤其是蛋白質的攝取，老人家不必大魚大肉，但也不能粗茶淡飯，根據個人體重，最好每日能夠攝取體重每公斤一至一點二公克的蛋白質，質地纖細又營養豐富的魚類，就是一種很好的選擇。
2. **若有不足，可補充營養品**：針對飲食均衡的老人家，我們不會特別建議他吃營養補充品或機能食品，但假設老人家現在已經有營養不足的問題，不妨透過營養品來「補不足」，例如，在三餐的中間，再加一份營養補充品。
3. **多陪伴長輩吃飯，或鼓勵長輩參加共餐**：老人家攝食不足的問題，有時候是情緒引起的，覺得一個人吃飯沒滋沒味，又怎能胃口大開？若行有餘力，建議能夠多陪伴長輩一起吃飯，共享天倫之樂，又能幫助長輩攝取足夠營養。但以現今社會的忙碌生活樣態，並不是每個家庭都能夠做到時常親自陪伴，若是如此，不妨鼓勵長輩參加共餐。現在台灣有許多社區都在推動老人共餐，一般來說，費用負擔都不重，就能夠讓老人家享用營養豐富美味的一餐。共餐的好處不僅在「好好吃飯」而已，更能鼓勵長輩走出家門，跟其他人一起吃飯，增加人際互動，對長輩身心健康有相當大的助益。

詹醫師小叮嚀

老人家營養不良，恐怕會影響他們的生活功能，不必大魚大肉，但也不能粗茶淡飯，除了兼顧營養均衡，還要注意蛋白質的攝取量要足夠。

睡眠障礙

楊婆婆年輕時從來沒有「睡不著」的問題，那時候家裡做小生意很忙，還要拉拔幾個孩子，每天只要沾上枕頭就呼呼大睡，一覺到天亮，從來就沒有失眠困擾。

但是退休以後，睡個好覺彷彿變成一種奢望。每天半夜兩、三點，楊婆婆就睡不著了，聽說失眠可是會增加心血管疾病的風險，不行不行，一定要好好睡覺才行。

但，楊婆婆愈是告訴自己要趕緊睡著，腦袋愈是清醒，經常在床上翻來覆去，一點睡意也沒有。唉呀，自己怎麼就沒有享清福的命呢？年輕時想睡覺沒時間睡，現在老了，有時間睡了卻反而睡不著……

失眠，是許多老人家常常抱怨的困擾，有三成以上的老年人覺得自己有睡眠障礙。

不少長輩都認為，自己上了年紀以後，就開始「失眠」，睡覺的時間好像比年輕時少很多。但，真的是這樣嗎？如果你在長輩們睡覺的時候，放一台錄影機在旁邊側錄，通常會發現，老人家其實是有睡著的，睡著的時間也沒有少多少，那為什麼老人家們還是會覺得自己「失眠」呢？

一般而言，老人家的睡眠時間雖然會減少一些，但其實並沒有比年輕人少很多，大都還是有六、七個小時。會覺得沒睡好，差別並不是睡眠時間長短，而是在於「睡眠品質」。

人年齡大了，「熟睡期」就會縮短，這是自然的老化現象。以前年輕時可以一覺到天亮，但老了以後就睡得比較淺，加上很多老人家有攝護腺問題，或是因為某些藥物有利尿作用，導致晚上睡到一半還必須起床如廁，也有一些老人家有慢性咳嗽、胃食道逆流、末梢循環不佳或夜裡抽筋等毛病，使他們睡得更淺，所以才會覺得自己好像沒有睡夠。

此外，很多長輩就寢的時間會前移，愈睡愈早，以前可能晚上十點以後才會去睡，但上了年紀以後，可能八點就去睡了，然後凌晨三點左右就醒了，便沒有辦法再睡著，老人家就會抱怨：「唉，我有失眠啦！」但仔細算算，晚上八點睡，凌晨三點鐘起床，睡眠時間也已經有七個鐘頭，並不算短。

還有一些老人家，白天可能沒事就在「盹龜」（打瞌睡），可能前前後後加起來，「盹龜」時間就有好幾小時，人一天大概只需要七、八個鐘頭的睡眠，白天睡多了，到半夜會睡不著。

像這些狀況，嚴格說起來都不能算是「失眠」，只是老人家覺得自己「該睡覺的時間睡不著」，就誤以為自己失眠。像這種狀況，我都會跟老人家解釋：「你不是失眠，是你的身體覺得你睡夠了啦！」

如果是這一類的情形，最好能先做行為治療，不要貿然倚靠安眠藥。我的建議是：不妨先填寫一、兩週的「睡眠日記」，記錄自己每天晚上幾點上床（包括在床上看書、看電視的時間）、幾點起床、晚上起來幾次、每次醒來大概要多久時間才能再睡著、每天午睡或打盹的時間有多少等等，盤點自己真正的睡眠狀況。

此外，就是養成良好的睡眠衛生習慣，包括：

1. 養成每天固定就寢和起床的時間，若擔心太早醒來，就不要過早就寢。有些老人家一吃完晚飯就想睡覺，建議他們可以去散散步，稍微活動一下筋骨，不但有益身心，也避免自己吃飽就睡。

2. 白天若是疲累當然可以小睡，但不宜睡太久，最好能控制在半個鐘頭以內，免得睡太多，晚上睡不著。有些老人家白天之所以一直「盹龜」，是因為「沒事做太無聊」，像這種情況，就要給自己找點事情來做，培養一些興趣，或是去運動、學東西、做志工、找老友們串門子等。總之，不要讓自己因為「太閒」而整日昏昏欲睡。

3. 床是用來睡覺的，若老人家有睡眠障礙，盡量別在床上看書或看電視，當然如果老人家是看點書或看電視就會想睡的人，那又另當別論。

4. 避免喝太多含咖啡因飲料，尤其是過午以後，喝太多咖啡因飲料，經

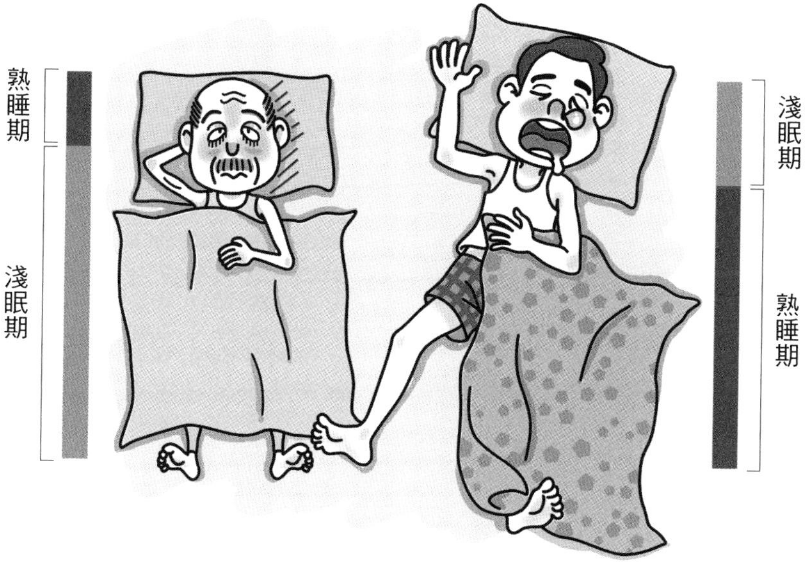
熟睡期
淺眠期
淺眠期
熟睡期

常會讓人晚上睡不著。

5. 若腦子裡有煩心的事情，把這些事情寫下來，告訴自己明天醒來再處理。用紙筆把縈繞心中的事情寫下來，有助於把這些煩惱暫時擱置，免得晚上在腦海裡如跑馬燈一樣，妨礙睡眠。

6. 白天適度運動，對促進睡眠品質也很有幫助，但記得運動不要過於激烈，免得效果適得其反。

7. 若老人家半夜常常得跑廁所，可以在床旁邊放小便桶，方便如廁，免得去一趟廁所回到床上就睡意全消。此外，晚上也應避免喝太多水，降低夜間起床尿尿的機率。

8. 愈是把睡覺當成一種「使命」，可能會愈焦慮。老人家真的不必太執著一天一定要睡滿八小時，畢竟每個人的活動量和體質都不一樣，需要的睡眠時間也不同，只要不會覺得白天精神不濟、疲倦無法消除，就算只睡五、六小時，也是夠的。

若行為治療效果不佳，我們再來考慮使用藥物助眠。當然，最重要的，還是要找出老人家慢性失眠的背後原因，如果是因為憂鬱症或其他疾病或藥物引起，光是給安眠藥只能暫時治標，必須合併治療其他疾病，並輔以行為治療，多管齊下，才是比較根本的解決之道。

雖然吃安眠藥好像比較簡單，但我並不建議老人家「長期」服用安眠藥。一方面可能產生依賴性；二方面，有些安眠藥會引發頭暈、注意力不集中、影響記憶等副作用，還有一些藥物，有些人服用後甚至可能會產生類似夢遊的症狀，增加跌倒或發生意外的機率，用藥務必小心。

詹醫師小叮嚀

人年齡大了，「熟睡期」就會縮短，這是自然的老化現象，有時不是失眠，是身體覺得你睡夠了。

尿失禁

鄒爺爺最近有點「鬱卒」，因為這陣子，已經尿褲子好幾回了。想當年，自己可是個雄壯威武的革命軍人，怎麼一上年紀，連撒泡尿都控制不了呢？

這幾年，尿尿本來就有些滴滴答答，好像怎麼尿都尿不乾淨，去年跌倒以後傷了腿，動作變慢，上廁所這檔事兒就變得更艱鉅了，從客廳到洗手間，明明就沒幾步路距離，怎麼變得如此遙遠？為了尿尿，每次都弄得險象環生、狼狽萬分，有時來不及，甚至就尿在褲子上了。

媳婦建議，是不是乾脆包個尿布比較省心？鄒爺爺忍不住皺眉，要老子我跟二歲孫兒一樣包尿布？真是想到就覺得丟人哪！

對許多老人家來說，尿失禁是一個很難啟齒的毛病，都一把歲數的人了，要承認自己管不住膀胱，對不少長輩來說，實在有傷尊嚴。就我們在門診的經驗，通常醫師不問，病人也不會主動提出自己有尿失禁的問題，所以我們經常會主動詢問長輩們是否有尿失禁的困擾。

尿失禁會增加褥瘡、皮膚感染、尿路感染、憂鬱與睡眠失調的機率，也可能增加因為尿急而慌張跌倒、骨折的機率，若老人家有尿失禁問題，千萬別害羞掩蓋，要正視並好好處理這個疾病。

六十五到八十歲的老年人中，女性比較容易有尿失禁現象，但八十歲以後，有尿失禁的男女比例就差不多。

尿失禁有分急性跟慢性，急性尿失禁通常是因為感染，感染因素移除以後就會很快痊癒，慢性的尿失禁則大致可分為四大類：

❶ 壓力性尿失禁

因為大笑、咳嗽、運動時腹壓上升，就會不自主漏尿。生產胎次多的女性，因為骨盆底肌肉不穩定；或是更年期後因為缺乏荷爾蒙導致尿道與陰道的黏膜萎縮，就可能會導致壓力性尿失禁困擾。

❷ 急迫性尿失禁

因膀胱逼尿肌失調，一有尿意就很難忍，不馬上尿就可能尿出來。還有一種是明明膀胱沒有存多少尿液，但就是有很強烈的尿意，偏偏去尿時又沒辦法排得很乾淨，讓病人一直處於頻繁的尿意焦慮中，這都是膀胱過動症的表現。

❸ 滿溢性尿失禁

這通常是因為男性前列腺肥大，造成尿道狹窄或膀胱出口阻塞，尿液排不出去，積到最後，「堤防」就「潰堤」了。患者通常會有尿急、頻尿、站很久才尿得出來、尿完還滴滴答答沒完沒了的症狀。

除了前列腺問題，糖尿病、脊髓損傷、動過骨盆腔手術等因素，也有可能造成膀胱收縮不良，導致滿溢性尿失禁。此外，有些藥物（例如有些抗過敏藥、感冒藥、安眠藥、腸胃藥、治療帕金森氏症的藥物等等）的副作用，也可能會造成尿液滯留，增加滿溢性尿失禁的機會。

❹ 功能性尿失禁

老人家的膀胱、尿道等泌尿器官都是健康的，但他因為中風、虛弱或其他因素導致生活功能不好，比如說行動遲緩或不良於行，想如廁時卻來不及走到廁所而失禁，他不是泌尿器官有問題，而是「心有餘而力不足」。

有不少老人家是混合型的，可能同時有兩種以上不同的尿失禁問題，要仔細釐清尿失禁的原因，才能對症處理。

若是因為感染所引起的急性尿失禁，當務之急是去除感染。若是慢性的尿失禁，我們建議第一線的治療方式是「行為治療」，而不是直接開藥給病人。

若是壓力型的尿失禁，我們會教病人做凱格爾運動，鍛鍊盆底肌，這動作簡單來說就是「提肛」，把控制排尿的肌肉訓練得更強健，就比較能夠憋住。

若是急迫性失禁或功能性失禁，就要老人家養成「定時排尿」的習慣，假設通常是兩小時左右會想尿尿，就提前為一小時四十五分或一小時就先去上廁所，不要等到真的很想尿時才去尿，就不會來不及而尿在褲子上，這個作法對於這兩型的尿失禁都滿有效的，如果可以用行為來解決問題，就不必吃藥。

坦白說，壓力性的尿失禁也沒有特別有效的藥，如果凱格爾運動無效的話，就要使用尿布或護墊擋一擋，若不想變成「包大人」，恐怕就要考慮開刀才能一勞永逸，治療尿失禁的手術有傳統的膀胱頸懸吊術，以及新式的尿道中段懸吊手術。

若是急迫性的尿失禁，用來治療的藥物通常是抗乙醯膽鹼類的藥物，吃了病人就會比較不想尿尿，比如說，可能本來一小時不到就會想尿尿，吃藥以後可能三小時、五小時才會想尿尿，不過，這類藥物通常都有讓人口乾舌燥、視力模糊的副作用，所以我才會強烈建議病人應以行為治療為優先。

倘若是攝護腺阻塞的問題，可以服用讓擴約肌變寬，或是讓攝護腺縮小的藥物，但如果改善幅度不大，塞得太厲害，就要透過外科手術來打通。

我知道很多老人家都很抗拒使用尿布，一來是肌膚不習慣包著尿布的異物感，二來是心理上的屈辱感，好像一旦包上尿布，就意味著自己已經日薄西山，連排泄都無法好好自理。如果老人家行動能力還可以，白天是可以盡量靠行為治療或藥物治療，讓他們不必「包大人」，自己去尿尿。若老人家行動比較不便，或是動作比較遲緩，可以在床邊放一個可移動式便盆椅，方便老人家夜半起身如廁。

假若起床實在不便，次數又太頻繁，包尿布若可以幫助老人家一覺到天亮，而不用頻頻起身上廁所，同時又能讓照顧者比較輕鬆一點，在老人家可以接受的情況下，或許也不失為一種兩害相權取其輕的解決方案。

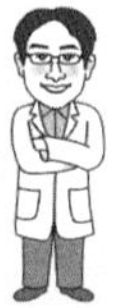

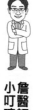

詹醫師小叮嚀

尿失禁會增加褥瘡、皮膚感染、尿路感染、憂鬱與睡眠失調的機率，若老人家有尿失禁問題，務必要正視並好好處理。

帶狀疱疹

李伯伯上個月跟大兒子全家去美西玩了二十天，左鄰右舍直說他好福氣，生了個又優秀、又孝順的兒子。

這些話聽在耳裡，讓李伯伯心頭熨貼無比。可不是嗎？這孩子從小就貼心，娶了媳婦也沒忘了老爸，想想自己的老友們，還真的沒幾個人的兒女願意帶父母出遠門旅行這麼久。

只不過，這一趟馬不停蹄、舟車勞頓地玩下來，的確也頗折騰，為了不掃孫子的興，不管再怎麼疲倦，李伯伯還是強打精神跟兒孫們同樂。回國以後，時差調了好久還調不大回來，百骸欲散，簡直是累壞了。

前幾天，李伯伯覺得腰間有些不對勁，刺刺癢癢的，又有點鑽心的灼痛感，今天一看不得了，起了一片紅彤彤的皮疹，哎呀，這該不是人家說的「皮蛇」吧？聽說皮蛇要是繞身體一圈，人可是會掛的，怎麼會這樣子呢……

台灣俗稱「皮蛇」的疾病，醫學上的正式名稱叫作「帶狀疱疹」。

什麼樣的人會得帶狀疱疹呢？基本上，只要有長過水痘，就有可能會得到帶狀疱疹。水痘痊癒以後，病毒並不是從此就在體內完全消失，而是潛伏在身體某些神經節上，你可以把它想作是「休眠」了，只有當這些沉睡的病毒被再度「喚醒」時，才會重新活化出來作怪。根據統計，大概有三分之一長過水痘的人會感染帶狀疱疹。

那，為什麼這些本來已經「休眠」的病毒會被再度「喚醒」呢？

目前普遍認為，當免疫力比較差的時候，這些病毒就有可能再度活化發病。這也是為什麼很多「皮蛇」患者都是五十歲以上的人，上了年紀以後，免疫力確實比較不如年輕力壯時這麼好，但這也不意味著年輕人就不會得，當免疫力差時（例如生病、受傷、壓力等），還是有機會「中獎」。大多數人終生只會發作一次，但也仍有五%左右的人長過還會復發。

帶狀疱疹在潛伏期時，會有刺刺痛痛的感覺，沒幾天就會變成密集的皮疹或叢狀水泡，因為病毒是沿著神經分布出去到皮膚，通常只會發作在一條神經上，所以看起來才會像蛇一樣蜿蜒長成一整條。

最常發作的部位是軀幹跟臀部，其他地方也可能出現。長在軀幹或四肢上的，問題相對較小，我們比較擔心的部位是長在顏面上的，那種情況我通常會建議患者住院，免得演變成腦膜炎，或是對眼睛造成永久性的傷害。

有些阿公阿嬤會擔心地問：「我聽人說皮蛇繞一圈就會死，真的假的？」呃，這種說法真的太過危言聳聽了。古代會有這種說法，比較有可能的是因為患者免疫功能極度低下，讓皮蛇一發不可收拾，患者最後過世的真正原因，其實並不是皮蛇，而是他自己本身的疾病。絕大多數帶狀疱疹患者，只要好好治療，真的不必擔心什麼繞一圈就是病入膏肓之類的民間傳言。

如果幸運發現得早，在帶狀疱疹發作的頭一、兩天，可以用抗病毒的藥把病情壓下去，以縮短病程，原理就好像是剛得到流感的四十八小時以內，趕快用克流感之類的抗病毒劑，可以壓制病毒繁衍。但如果是已經大發了，再去吃抗病毒劑，就沒有什麼明顯的壓制力了。

一般來說，罹患帶狀疱疹以後，病毒大約會肆虐個兩、三週，病人就會漸漸痊癒，大多數患者只要給予止痛藥、好好管理傷口避免感染，就會自己慢慢好。比較麻煩的是，有些患者會有「疱疹後神經痛」這種後遺症，即使皮膚上的水泡都已經痊癒，患者還是會感覺持續不斷的疼痛，有人形容這種痛法是一種難以忍受的「抽痛」感，疼痛強度因人而異，部分人甚至會痛到寢食難安甚至有憂鬱傾向。

疱疹後神經痛持續的時間並不一定，有些人可能幾週就好了，但也有些人會痛個好幾個月甚至好幾年，痛到患者覺得厭世。這種情況之下，我們只好幫助患者止痛，第一線還是會採用普拿疼之類的止痛藥，若是無效，可能就要動用神經痛的藥，例如抗癲癇、抗痙攣等用來治療腦袋放電不正常的藥物，有些情況也可能要給予抗憂鬱劑或安眠藥。

正因為帶狀疱疹後神經痛是如此難纏，我還是誠懇建議，凡是有得過水痘的老人家趕緊去打疫苗，雖說疫苗也不是百分之百就會產生保護力，但仍可以降低五十%帶狀疱疹的發生率，就算打過疫苗還是「不幸中獎」，也可以降低七十%疱疹後神經痛的發生率，打絕對比不打還要保險些。

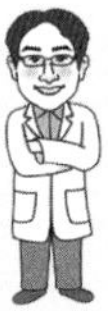

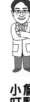

詹醫師小叮嚀

只要有長過水痘，就有可能會得到帶狀疱疹，所以我建議得過水痘的老人家趕緊去打疫苗，降低帶狀疱疹及罹病後神經痛的發生率。

肌肉骨骼常見疾病：退化性骨關節炎、痛風與全身性免疫疾病

家住透天厝的秋香阿姨，原本是個勤快的老人家，每天都會到三樓陽台晾衣服、到四樓佛堂拜拜。但是這些年，她愈來愈討厭做這些事情，理由是：她的膝蓋愈來愈不堪負荷，走路時痛，爬樓梯更痛，別說是爬到三、四樓去晾衣服或拜拜了，就連去二樓臥室睡覺，她都覺得辛苦。

其實這種疼痛好幾年前就已經出現了，只是當時還沒有痛到這種程度，加上秋香阿姨很怕侵入式治療，萬一醫生說要開刀，那就太可怕了。

但是，這段時間以來，膝蓋的疼痛已經嚴重影響秋香阿姨的生活，甚至連走路都變得一跛一跛。秋香阿姨最後還是硬著頭皮去看醫生，由於實在拖太久，就算給止痛藥也只能暫時治標，最後還是得換人工關節。醫生風趣地安撫

秋香阿姨：「你身體不錯，就像一台賓士一樣，現在只是『輪子』壞掉而已，換完『輪子』就可以繼續開很久。」

雖然害怕，但秋香阿姨已經受夠了腳痛的困擾，鼓起勇氣做了手術，先換左腳，半年後再換右腳。雖然兩次手術都讓秋香阿姨受了一些罪，但換過「輪子」的秋香阿姨，又變回一台強健的「賓士」，可以到處趴趴走了。

肌肉骨骼疾病大致可分為兩大類：局部病變與全身發炎性的疾病。

我們先談談局部病變。跟其他前期不痛不癢、沒有明顯症狀的慢性病相比，局部關節疾病的症狀相當明顯，那就是：痛。

退化性骨關節炎是老人家最常見的一種局部關節骨骼病變，超過一半的老年人有這項困擾。

為什麼會這樣呢？打個比方來說，這就像是機器用久會折舊一樣，老人家的關節軟骨長年使用，隨著年紀漸漸退化、磨損，最後兩邊的關節因為缺乏軟骨緩衝，一直互相摩擦，久了就會發炎疼痛。

初期時，可能疼痛感還輕微，只會比較僵硬，感覺好像動的時候有一種喀喀聲，蹲、坐或站起來時會覺得痠痛，但是當關節破壞嚴重，開始發炎以後，就會有紅腫熱痛的反應，情況嚴重一點，甚至可能會積水。

骨關節炎的疼痛頗折磨人，有些病人是痛到舉步維艱、夜不能眠，但部分阿公阿嬤似乎天生特別能忍痛，竟然可以撐很多年才來看，X光片子照出來，膝蓋軟骨幾乎都不見了，一旦到了那種程度，恐怕也只能開刀了。真心奉勸老人家，面對疼痛，千萬不要「戒急用忍」，因為關節一痛，就會本能地盡量避免活動，久而久之，反而造成肌肉萎縮，若繼續放任不管，最後可能連行動都有問題。

當骨關節炎急性發作時，多動無益，此時要多休息，暫時不要一直去活動關節，這段期間的頭號治療目標是「止痛」——可以透過冰敷，以及止痛藥、類固醇等藥物來改善疼痛與發炎的狀況。若有關節積水的問題，在積水不多的情況下，可以靠藥物和復健，讓身體慢慢吸收；但要是積得太多，就必須把積水抽出來。

在止痛藥方面，第一線用藥是普拿疼，這是相對安全的用藥。第二線用藥，則可能是非類固醇抗發炎的藥物，但因為這一類的藥對肝、腎的要求比較高，醫生用藥會比較謹慎。若情況實在嚴重，醫師才會考慮用第三線的止痛藥，也就是嗎啡類的藥物。

急性發炎若是處置得當，通常幾天內就可以明顯改善，進入亞急性期，有些人以為還是盡可能少動比較好，但其實只要脫離劇烈發炎的急性期以後，復健跟運動就格外重要。復健的目的不是讓已經磨損的軟骨長回來，而是為了訓練關節附近的肌肉，幫助關節更穩定。此外，熱敷、水療、超音波等物理治療，也能增加局部血液循環，幫助受傷組織復原。

有些老人家會有點迷惘，醫生怎麼一下子叫他不要動，一下子又要他多動，到底標準是什麼？又該怎麼動？關於這一點，可以跟復健科醫師和物理治療師討論，讓治療師根據病患的狀況，指導老人家該如何正確運動。

針對輕中度的骨關節炎，醫生也可能會採用關節內注射玻尿酸的方式治療，玻尿酸是人體膝蓋裡本來就存在的物質，在膝關節中打入玻尿酸可以提高對關節的保護力，並降低疼痛度。做完一個療程，效果大約可以持續五到十三週不等，看個人狀況而定。

如果關節實在破壞得太嚴重，注射玻尿酸效用就不大了，可能得考慮做外科手術，置換人工關節。通常置換完，患者的行動能力和生活功能就會改善很多，但要注意的是，術後一定要遵照醫囑認真復健，不要因為怕痛就不願意動，這樣反而會造成患處結痂攣縮，影響人工關節的靈活度。

至於康復後的日常運動保健，「健走」是一個不錯的方式，這種運動通常不會帶來什麼運動傷害，還可以強化心肺功能，老人家可以根據自己的體力，每天分多次去走一小段時間，活動一下筋骨。

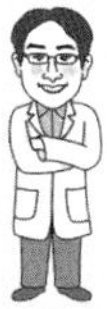

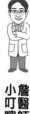

詹醫師小叮嚀

骨關節炎急性發作時，多動無益，此時要多休息，透過冰敷，以及止痛藥、類固醇等藥物來改善疼痛與發炎的狀況。

維骨力真的能維持骨力嗎？

關於骨關節炎，最常被病人問到的問題之一，就是：「詹醫師，我是不是應該吃維骨力（或其他葡萄糖胺、軟骨素之類的補充品）啊？」

關於這一點，我的回答是：如果老人家真的很想試，那就吃吧，但是，真的不必抱持過高的期待。

二〇一〇年，根據針對三千八百零三名骨關節炎患者的統計分析，在十公分的疼痛指標尺度中，使用葡萄糖胺的患者，比使用安慰劑的患者疼痛減少約零點四公分；使用軟骨素的患者，比使用安慰劑的患者疼痛減少約零點三公分；兩者並用，比使用安慰劑的患者疼痛減少約零點五公分。

是的，從這研究看來，服用葡萄糖胺、軟骨素似乎可以稍稍降低疼痛度，但是，疼痛度至少要減少到零點九公分，在「臨床上」才有意義。但養生有時候滿像一種信仰，反正這些東西也沒太多副作用，老人家若堅信吃這些有用，那也不必潑他冷水。

痛風患者須控制飲食

除了退化性骨關節炎，痛風也是老人家常見的關節疼痛原因。嚴格說起來，痛風應該算是全身性的問題，而不是局部的。它的原因是體內的普林代謝異常，導致高尿酸血症[1]，使得尿酸結晶堆積在關節，造成關節炎，引發關節腫脹變形疼痛，當尿酸持續堆積在關節，跟軟組織糾結在一起，甚至可能會大如卵石，所以又稱為痛風石。

跟退化性骨關節炎急性發作時一樣，急性痛風發作的頭號目標就是止痛跟控制發炎。第一線的建議用藥除了秋水仙素（Colchicine），還有非類固醇消炎止痛藥（NSAID），可以快速控制發炎，若有多個關節同時發作，醫師也可能會開短期、大量的口服類固醇，趕緊把發炎狀況壓下去。

1 普林這種含氮物質，會經由肝臟代謝形成尿酸，最後由腎臟排出體外。男性每一百毫升血液中的尿酸值若在七點五毫克以上，女性在七毫克以上時，便稱為高尿酸血症。

如果痛風發作頻率實在太高，又或者痛風石很大無法順利代謝或已經有腎結石，可能就要用降尿酸的藥物，幫助身體把尿酸排出，或是減少尿酸製造。

有別於高血壓、糖尿病之類的慢性病，痛風並不是非得長期吃藥的疾病，多半跟老人家的生活型態較有關，若飲食控制得宜，是可以不用天天吃藥的。

有痛風問題的老人家，日常生活保健最要緊的就是：忌口。要避免喝酒，並採行低普林飲食，一些高普林的食物，像是高湯、內臟、肉、海鮮、豆類等，都不可吃太多，以減少尿酸堆積。

我們偶爾會收到一些急性痛風發作的病例，是因為喝喜酒或是父親節、母親節跟兒女一起出去歡天喜地吃完慶祝大餐後，就樂極生悲。我明白，要忌口

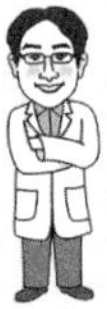

詹醫師小叮嚀

有痛風問題的老人家，最要緊的是忌口，要避免喝酒，並採行低普林飲食，高湯、內臟、肉、海鮮、豆類等都不可多吃，以減少尿酸堆積。

有時候真的不容易，畢竟高普林的食物似乎都特別誘人，但若有痛風問題的老人家，恐怕真的要忍忍口腹之欲。

此外，過胖的老人家也比較容易有高尿酸血症，雖然我前面有說過，老人家沒必要刻意減肥，但如果真的體重過重太多，就該適度減重，以改善病況。

友軍倒戈相向的自體免疫疾病

除了退化、痛風等原因，全身性的風濕免疫性疾病也會造成骨骼肌肉或軟組織的病變。

這裡講的「風濕」跟老一輩認知的「風濕」不大一樣，老人家想的那個「風濕」，是指一遇到天氣變化會腰痠背痛的普通筋骨毛病；但是我這裡要談的「風濕免疫疾病」，則是一種因自體免疫問題或發炎所導致的疾病。

在前文「免疫系統」（參見七九頁）那節我有提過，人上了年紀以後，免疫有時會有「窩裡反」的毛病，原本應該捍衛我們身體的「友軍」竟然倒戈相向，自己打自己，就演變成類風濕性關節炎、紅斑性狼瘡、乾燥症等自體免疫疾病。不過，這些自體免疫的疾病，倒不是老年人的專利，年輕人也會得。

老人家主訴的症狀通常是早上起床時，肌肉會很僵硬、疼痛（即所謂的「晨僵現象」）。

一般人早上起來偶爾也會覺得有些僵硬，但通常不會持續太久，可是自體免疫疾病患者的晨僵問題可能會比較嚴重，僵硬疼痛持續的時間有可能長達數十分鐘甚至一小時以上。除了關節問題，患者也常抱怨會倦怠、發燒、食慾不振、體重莫名減輕等。

如果老人家的症狀，評估起來不像是一般的退化性關節炎，我就會把患者轉介到風濕免疫科，醫師會安排老人家去做詳細的抽血檢驗，確認是哪一類的自體免疫疾病，再給予不同的治療方式。

要治療這類會攻擊關節的自體免疫疾病，除了給予消炎止痛藥以外，也可能會使用類固醇、免疫抑制劑、生物製劑，甚至還有小分子的標靶藥物等。在藥物治療以外，也會搭配物理治療與運動治療，治療目標是盡量控制關節發炎的情況，以免繼續變形。這部分細節，比較適合由風濕免疫科醫師判斷，在此我就不贅述了。

癌症

剛過完七十大壽的羅爺爺，因為久咳不癒，覺得有點不對勁去看醫生，醫生建議他做個低劑量的肺部電腦斷層掃描，做完檢查，竟查出羅爺爺肺部有類似結節的東西，切片化驗後，竟然是惡性腫瘤……

這對向來健朗的羅爺爺來說，不啻是晴天霹靂！癌症，那不是「絕症」嗎？不都說「人生七十才開始」，怎麼自己才過完七十歲生日，就離大限之期不遠了呢？他還想跟老伴環遊世界、想看最疼愛的小孫女兒長大步入禮堂啊！

看羅爺爺失魂落魄的樣子，醫生連忙安慰他：「羅爺爺，別慌，這才一期，以你的身體狀況，是有很大機會可以康復的，你的人生還長著呢！」

除了少數癌症，大部分癌症都是年紀愈老，罹患的機率愈大。

為什麼呢？這得從癌症形成的過程講起。

人體正常細胞的分裂應該是恆定的，花開花謝自有時，但在這大批中規中矩的良民中，就是有些不乖的突變細胞就會脫離控制，變成力量超群的超級賽亞人細胞，可以異常增殖。理想的情況下，免疫系統的殺手細胞會吞噬這些想造反的流氓，但如果殺手細胞又因故失靈了，這些突變的壞細胞就會失控蔓延開來，在身體裡攻城掠地，跟正常組織爭奪養分，形成所謂的「癌症」。

造成細胞突變的理由很多，可能是基因缺陷，也可能是外在不良因素（例如，長期接觸致癌物），但總之，癌症的發展是需要「時間」的，正常細胞通常要經過很多次突變才會變成癌細胞，人活得愈老，細胞分裂出錯的機會也愈大，加上負責「維安」的殺手細胞又沒有年輕時這麼敏銳剽悍，兩個不利因素加起來，老人當然會比年輕人容易罹癌。

很多人會覺得，以前阿祖的時代好像沒聽說有這麼多人得癌症，怎麼現在癌症好像變得愈來愈「普及」？是因為污染太多，大環境變差？還是黑心食品吃太多？

這些外力因素當然可能有影響罹癌機率，但以前的人壽命也沒這麼長，可能還來不及活到細胞失控就與世長辭了，哪有「機會」得癌症？而現代人活到八、九十歲的比比皆是，這麼漫長的時間裡，要維持細胞分裂完全不失控，實在是很困難。

癌症非絕症，而是預後較差的慢性病

我不是腫瘤專科醫師，在此我不會個別詳述不同的癌症，但我會跟讀者分享一些老年癌症的基本觀念。

第一個觀念就是：別把癌症當「絕症」。

一直到今天，還是很多病人聞癌色變，覺得癌症等於「絕症」，一聽到自己或親友罹癌，就覺得離永訣之日不遠矣。

以前，癌症確實是一個極為棘手的難治之症，所以才會被視為「絕症」，但是，以現在的醫藥技術，癌症早已不是絕症，也不是只有「很衰的」少數人才會得的病，壽命愈長，就愈難以避免。

得到癌症當然不是什麼好事，但是，也絕對不是世界末日，若是早期發現，治癒率高達九成甚至百分之百。即使不是初期，經過治療，很多人還是可以繼續活得好好的。二〇〇二年時，我媽媽得了乳癌，經過手術、電療與化療以後，她也成功痊癒，現在都已經經過了十多年，很幸運也沒有再復發。

我希望大家要改變癌症就是「絕症」的老觀念，而要把癌症當成一種「慢性病」，只是這種慢性病預後比較差。若無法徹底消滅它，至少我們可以設法與它繼續和平共處。

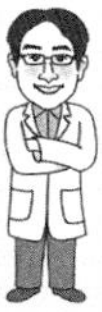

詹醫師小叮嚀

癌症不是絕症，若是早期發現，治癒率高達九成甚至百分之百，但若無法徹底消滅它，就設法與它繼續和平共處。

要不要積極治療？

第二個觀念是：治療老人癌症和治療年輕人癌症的考量是不一樣的。治療年輕人的癌症，通常是比較積極的，除惡務盡，以消滅癌症為目標。但是，治療老年人的癌症時，要考慮三件事：第一，老人家的平均餘命；第二，目前癌症的進程到哪個階段；第三，老人家的虛弱程度。

我媽媽得乳癌時是五十幾歲，還算年輕，所以當時的治療方向也是比較積極的。但如果是一個快九十歲的老人家發現有癌症，作法就會完全不同。

這個老人家倘若很硬朗，比較好的情況是可以再活七、八年，但如果健康狀況普普或不佳，也有可能三、五年甚至更短時間就過世，此時若還是「除惡務盡」地治療他的癌症，一來老人家受盡折磨，二來治療過程帶來的死亡風險可能更大。

因此，若這個老人家已經是風燭殘年，判斷平均餘命不長的話，可能就會直接考慮做安寧緩和，不做積極治療，甚至於連侵入式檢查也不必做了。

不是只有末期癌症才會選擇保守性治療，有些老人家得的癌症可能是初期的，但因為這些癌症例發展進程很慢（例如攝護腺癌），這種癌症要「羽翼長成」可能要歷時十年，但老人家若已經很老很老，想來應無另一個十年，又何必去做治療白折騰？

聽我這麼一說，有人會忍不住擔心：「詹醫師，難道老人家得了癌症，就這麼擺著不管，直接放棄他嗎？」

不，我們從不會放棄病人，我們只是以病人的最大利益為頭號考量。我們老年科會針對老人家的生理、心理狀況（是否有憂鬱、失智等）以及生活功能（生活能否自理），甚至社會支持等面向，給予全面性的評估，再來跟病人及家屬討論治療的積極度。

如果老人家是相對健康的長者，除了癌症以外，其他方面的條件都不錯，基本上，就當作是年輕人一樣治療，該做的手術、化療、電療等都去做，目標是根治。

但如果老人家是比較衰弱的長者，就會比較傾向用支持療法，即便要做化療等，也會調低強度，雖說這樣會影響效果，但強度若要做好做滿，虛弱的老人家恐怕受不了，這時候的目標，就不是根絕癌症，而是與癌症和平共處。

倘若老人家是因為其他疾病或是體能問題，不適合馬上接受手術、化療等積極治療，則可以先強化這些弱點，之後若得改善，再進行比較積極的治療。

我們老人科就是在進行治療之前，衡量所有條件，評估這個老人家比較適合做到什麼強度。拿化療來說，這個老人家到底是適合一路衝到底的剛猛路子，還是間歇性的化療，又或者只適合非常緩和的方式？

總而言之，評估要如何治療老人家的癌症，一定要把他們的「生活品質」也考慮進來，若只剩下短暫餘生，與其在辛苦的治療中度過，說不定長輩寧願選擇順其自然。

不過，我們只能「把關」，最後決定要怎麼做，仍然要看病人的意願。

我有遇過那種年齡還不至於太老，身體也還承受得住，但是決定不要做任何積極治療的長輩，堅持不要開刀，也不要做化療、電療等。但也有一種病人是意志超級強悍，不管怎樣都決定要放手跟病魔一搏的。

我們做醫生的，就是把評估過後的各種選項列給病人，至於病人最後如何決定，我們必須予以尊重。

詹醫師小叮嚀

要以病人的最大利益為頭號考量，全面評估其生理、心理狀況及生活功能，甚至社會支持等面向，再來討論治療的積極度。

身體與心理的需求都要照顧到

癌症的治療，一般第一階段是先做外科手術，之後再進行化療或電療。不同醫院有不同作法，以肺癌為例，有些醫院是胸腔外科開完刀，就留在原科繼續做後續治療，但也有些醫院則是開完刀以後，轉到腫瘤科去做化療。

化療期間，老人家會比較虛弱，平時照護須預防感染，盡量減少出入公共場所，免得被傳染。每天都要定時監測體溫，若是高燒不退，不要自己亂買退燒藥吃，必須立刻回診。

因為副作用的緣故，很多老人家會吃不下，但仍要盡可能補充足夠的熱量跟營養，免得變得太虛弱。如果因為口腔潰瘍難吞嚥，就要設法調整食物的溫度跟質地。也不必怕東怕西，覺得某些食物「不健康」，會「養肥癌細胞」，所以要忌口。在這種非常時期，只要老人家願意吃、吃得下，他想吃什麼就讓他吃，不過，因為化療病人免疫力比較差，最好避免吃生魚片、生菜沙拉之類的生食。

雖說癌症今日已非不治之症，但對於罹癌者本人來說，仍會造成相當的身心衝擊，面對疾病的威脅，難以調適導致憂鬱的病患也不少。在照顧老人家身體復原的同時，也要注意他們心理的健康，若老人家情緒一直鬱鬱寡歡，最好還是能尋求老人科或精神科醫師協助。

PART

V

寫在最後

如果還有明天：談預立醫療決定

如果還有明天，你想怎樣裝扮你的臉？
如果沒有明天，要怎麼說再見？

一九九〇年，醫生告訴罹癌的搖滾歌手薛岳，他只有半年壽命可活，他在病逝之前，發行了《生老病死》這張專輯，開演唱會，用他最後的生命唱出〈如果還有明天〉這首膾炙人口的歌曲，後來也被天團「五月天」、信（蘇見信）等歌手重新詮釋過。

這首歌的歌詞，或許也是許多子女曾想要問老爸爸、老媽媽的問題，如果有一天，有可能要永遠說再見，他們想要怎麼說再見？

但是這個問題，總是話到嘴邊，卻說不出口。怕說出來，爸媽是否會覺得傷感，彷彿在提醒他們人生已經時日無多……

避談生死，或許是過去華人的文化迷障吧？在國外，倒是比較容易談。多年以前，我還在美國當住院醫師的時候，病人送進來，只要他是意識清楚的成年人，就會問他要不要簽DNR（Do Not Resuscitate，拒絕心肺復甦術），這個步驟幾乎像是一個標準程序了，根本稀鬆平常。所以我剛回國時，我也習慣性會問病人這個問題，只是當時的國情跟歐美頗有差異，有些病人就會板起臉跟我說：「你是要觸我霉頭嗎？」

不過，那是當時，現在很不一樣了，多數病人都可以接受我們問他想不想簽DNR，如果還是有引以為忤的，我就會跟他溝通，說我們之所以會跟你討論這些，是因為這是你個人的重要權利，所以你應該要知道，通常經過溝通後，絕大多數老人家都可以理解。

就我的觀察，老人家是否抗拒談論生死，跟他所處的時代有關。八、九十歲以上老人家可能比較忌諱，覺得會觸霉頭，或是根本就沒有想到要去規畫，像我阿嬤那個年代的長輩，她可能不太會去想這些事，反正由子孫全權處理。

可是在我爸媽這個年代，也就是現在差不多六、七十歲的長輩，很多老人家其實都很有主見，不少人都會自己預先規畫，希望提前準備，搞不好連塔位或生前契約都已經事先買好，身後事都想過了，還怕談什麼醫療決定嗎？

所以，真的不用「預設」長輩會忌諱談生死，就刻意避談這些問題，也許他們心裡早就已經想過這些事情，只是沒有特別拿出來談，或是缺乏一個比較好的機會，開誠布公跟兒女們聊。

要不要救，病人說了算

只是，以前要談的內容可能相對少一點，但二〇一九年元月以後，《病人自主權利法》正式上路，對於維護病患臨終的尊嚴，有更周到全面的設計，但是相對也複雜一點，得花更多心力跟長輩解釋。

以前，援用的法條是《安寧緩和醫療條例》，民眾若簽署了「預立安寧緩和醫療暨維生醫療抉擇意願書」，在判定為末期病人時，可拒絕心肺復甦術、維生醫療和接受安寧緩和醫療，也就是大家講的「要不要簽DNR」，或者講得更白話一點：要不要放棄急救？

而現在《病人自主權利法》所要談的則是「預立醫療決定」（Advance Decision, AD），這跟《安寧緩和醫療條例》或DNR有何不同呢？在這裡，我們僅談最主要的兩大不同。首先，是「適用對象」。

《安寧緩和醫療條例》適用的對像是「末期病人」，而《病人自主權利法》適用對象則擴大為以下五類：

1. 末期病人
2. 不可逆轉之昏迷
3. 永久植物人
4. 極重度失智
5. 其他經主管機關公告之重症，須同時符合以下三要素：(1)痛苦難以忍

受；(2)疾病無法治癒；(3)無其他合適解決方法

其次，就是「拒絕的介入範圍」。《安寧緩和醫療條例》在判定為末期病人時，可以拒絕心肺復甦術（CPR）、維生醫療和接受安寧緩和醫療；而《病人自主權利法》則讓病人在心肺復甦術以外，還可以選擇接受、拒絕或撤除「維持生命治療、人工營養及流體餵養」的醫療照護選項。

若真到那一刻，不只是可以拒絕插管、電擊、心臟按壓，也可以拒絕採用葉克膜、呼吸器、洗腎機、輸血、打抗生素等，就連靜脈注射、鼻胃管、胃造口等人工營養方式，也可以統統不要（當然，老人家如果想要戰至最後一刻，也可以選擇統統都要做）。

如果之前都沒討論過這種問題，等老人家到生命最後一程，決定要不要幫他（她）插管、電擊，或決定要不要用葉克膜或其他維生儀器之類的「重裝備」，或許「相對」還比較容易一點；但若「只是」老人家無法進食，對子女來說，要選擇不幫老人家插鼻胃管或用胃造口延命，實在是個頗艱難的決定，好像如此做，就是打算要「活活餓死」自己的至親似的，若是此時還有其他親友七嘴八舌插意見，批評兒孫不孝，壓力就更大了。

但如果清楚知道這是老人家「自己的意願」，病患本人說了算，這一關就會比較容易過。

之前瓊瑤女士為了丈夫平鑫濤先生是否要裝鼻胃管與平家子女槓上，作為慣見這種場面的醫生，我完全可以理解兩造的心情，真是各有各的痛心與為難。在《病人自主權利法》上路以後，若老人家可以先想清楚這些環節，預立好醫療決定，就不會有這些爭議。

老人家或許會擔心，如果自己選擇「統統不要」，那萬一自己明明沒這麼嚴重，會不會就被「隨便放棄」呀？

為慎重起見，要判斷是否符合上述那五項適應情境，都必須經過兩位專科醫師確診，並經緩和醫療團隊至少兩次照會確認才行，一定會非常慎重處理。

須經過預立醫療照護諮商

因為事涉生死，茲事體大，要預立醫療決定，可不是大家在客廳口頭講一講，就可以「簽字畫押」了，還必須先去做「預立醫療照護諮商」（Advance Care Planning, ACP）才行。

意願人（就是老人家本人）得跟醫療服務提供者（醫生、護理師、社工等）、二等親內的親屬，或是醫療委任代理人等其他相關人士，「一起討論」如果將來發生什麼重大意外，或是生重病時，自己到底想要接受或拒絕哪些維生醫療、人工營養、流體餵養等醫療選擇。

有些醫院還會特地為此開設預立醫療決定門診，這些流程要確實走完，才可以簽署預立醫療決定書。老人家可以現場決定要不要簽，也可以回家仔細考慮後再決定。

本人簽署好，並確定有完成見證或公證，醫院會把這份預立醫療決定書，掃描上傳到中央主管機關資料庫，註記到老人家的健保卡裡，之後老人家若是

附表十四 預立醫療照護諮商到底在談什麼？

1. 依照《病人自主權利法》的規定，我會有哪些知情、選擇以及決定權？
2. 可終止、撤除或不施行維持生命治療或人工營養及流體餵養所應符合的特定臨床條件有哪些？
3. 預立醫療決定書之格式及其法定程序是什麼？
4. 預立醫療決定書之變更或撤回程序是什麼？

病況危急，或符合適用的情境時，即使老人家已經意識不清、無法表達，醫療單位仍會按照老人家的意願來做。

從醫多年，在病人臨終的病榻前，看過無數的眼淚，也看過無數的混亂甚至難堪，無論做了多少心理準備，要說再見還是太難，更何況，很多情況根本措手不及，又怎能怪家屬無法放手？

如果我們可以早一點做準備、早一點聊一聊，也許到了那一刻，縱使悲慟，但至少明確知道我們所愛的人是怎麼想的，日後會少一點後悔、少一點遺憾。

就如〈如果還有明天〉的歌詞所寫的：「如果你看出我的遲疑，是不是你也想要問我，究竟有多少事沒有做？」

也許身為子女的我們，應該趁著「還有明天」時，「要把握每次感動」，在爸媽仍然神智清晰的時候，讓我們好好談一談，當非得要告別的那一天來臨，親愛的爸爸、媽媽，你們想要怎麼說再見？

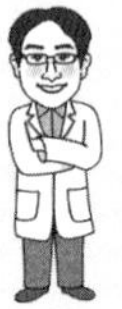

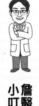

詹醫師小叮嚀

「預立醫療決定」可以在你遭遇重大意外或生重病時，讓家人及醫療機構知道你想接受或拒絕哪些醫療行為，說再見太難，但可以減少彼此的後悔及遺憾。

後記
請記得，那無限好的美麗夕陽

幾年前，日本有一本小書很暢銷，後來在台灣也發行了中文版，書名很長，而且滿讓人驚心的，叫作《別以為還有20年，你跟父母相處的時間其實只剩下55天》。

為什麼會取這種書名呢？這是該書召集人日本Earth Star娛樂公司節目製作人中島大輔的頓悟。

他長年在外地工作，就跟大多數離鄉背井討生活的日本人一樣，大概只有逢年過節會返鄉團聚，每次約待六天左右，但一天中，實際能跟父母相處的時間，恐怕還不到半天。

有一天，中島大輔突然想到，自己的父母已經過了六十歲生日，假設他們可以活個整數八十歲好了，以一年返鄉六天，每天跟父母相處十一小時計，二十乘以六，再乘以十一（半天不到的實際相處時間），總共是一千三百二十小時，除以二十四，換算起來，只有短短五十五天！

台灣是個很小的地方，即使老家「遠」在高雄、屏東，「北漂」到台北工作，也不過區區四、五個小時車程，不至於像日本人一樣，一年只有六天返鄉，但是，認真去換算，恐怕也只剩下幾個月吧？

我們總有種錯覺，以為自己跟父母還有很長的時間可以相聚、可以一起創造回憶，但，其實時間一直不斷在倒數。

而我們每天忙於工作、忙於養育子女，有時候，可能根本就忘了要多關心老人家。

很多人甚至沒有意識到父母已經逐漸老去，可能印象還停留在父母身強體壯的年代，他們有力氣吃飯、有力氣生活、有力氣愛孩子和罵孩子，但事實上，他們的身心狀態，其實都已經逐漸在轉變。

我希望我這本書不只是一本保健書，更是一個溫暖的提醒，提醒為人子女的我們，愛要及時、關心要及時。

我的工作一直都非常忙碌，台北、新竹兩地跑。我在台北的家，就跟我爸媽住同一棟的不同樓層，如果我在台北，下班回家都會去我媽那兒跟她聊兩句，雖然我回家經常已經晚了，能聊的時間也可能只有一下子而已，但已經養成習慣，如果晚上十一點還沒到我媽那裡「請安」，我媽就會打電話來追問我人在哪裡，我們院裡還有同仁戲稱我是「全台大醫院最老的媽寶」。

對於這個稱號，我倒是覺得，一個人到年近半百的歲數，還有機會做「媽寶」，也是件滿值得感恩的事。畢竟，我輩中年人能夠繼續做「爸寶」、「媽寶」的日子，其實真的所剩不多了。

大家讀到這裡是不是有點惆悵？不過，我這本書倒是無意想撩起大家感傷的情緒，我出這本書的初衷，是想幫助每一個長者，都能夠享受一個歲月靜好的康樂晚年。

雖然已經近黃昏，但是，夕陽可以無限好。

生老病死，是我們無法改變的生命定律，但是至少可以盡我們所能，讓

「生」能充實快樂、「老」能從容優雅，並將「病」可能帶來的干擾與苦惱降至最低，最後，在轉身謝幕告別時，能夠了無遺憾。

希望本書對現在還正值青壯年的我們，也是一個「預習」的教材，讓我們提前一窺老後的世界，未雨綢繆，為自己預約一個美好的銀光歲月。

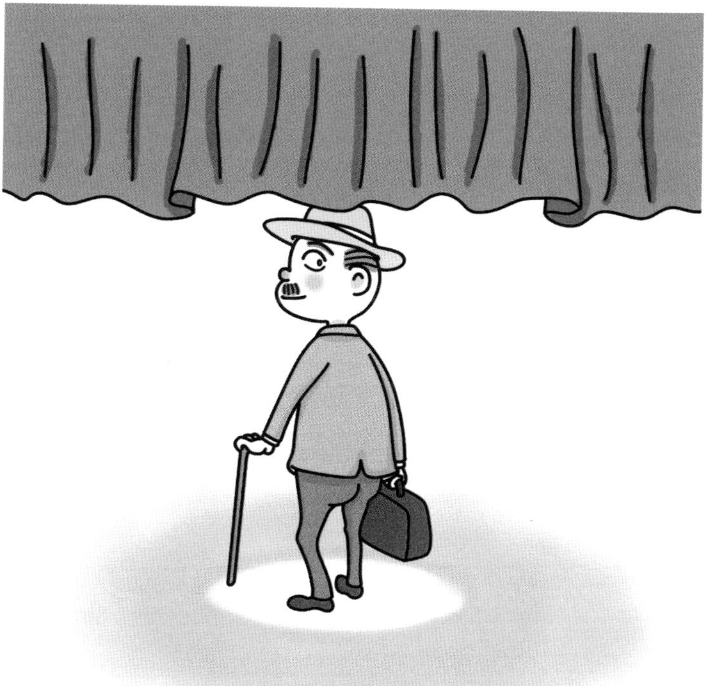

國家圖書館出版品預行編目（CIP）資料

顧爸媽,這樣做最安心 / 詹鼎正作 ; 李翠卿訪談整理. -- 第一版. -- 臺北市 : 遠見天下文化, 2019.09
面； 公分 . -- (BGH201)
ISBN 978-986-479-778-3(平裝)

1.老年醫學 2.中老年人保健

417.7 108011390

BGH 201

顧爸媽，這樣做最安心

15項迷思×18種常見老年病×25則日常伴老須知，台大老年醫學權威親自解惑

作者 — 詹鼎正
訪談整理 — 李翠卿

總編輯 — 吳佩穎
人文館總監— 楊郁慧
責任編輯— 許景理（特約）、楊郁慧
插畫 — 小瓶仔（特約）
美術設計 — 陳文德（特約）
內頁排版 — 蔚藍鯨（特約）

出版者 — 遠見天下文化出版股份有限公司
創辦人 — 高希均、王力行
遠見．天下文化 事業群董事長 — 高希均
事業群發行人／CEO — 王力行
天下文化社長 — 林天來
天下文化總經理 — 林芳燕
國際事務開發部兼版權中心總監 — 潘欣
法律顧問 — 理律法律事務所陳長文律師
著作權顧問 — 魏啓翔律師
社址 — 臺北市104松江路93巷1號
讀者服務專線 — 02-2662-0012｜傳真 — 02-2662-0007；02-2662-0009
電子郵件信箱 — cwpc@cwgv.com.tw
直接郵撥帳號 — 1326703-6　遠見天下文化出版股份有限公司

製版廠 — 中原造像股份有限公司
印刷廠 — 中原造像股份有限公司
裝訂廠 — 中原造像股份有限公司
登記證 — 局版臺業字第2517號
總經銷 — 大和書報圖書股份有限公司｜電話 — 02-8990-2588
出版日期 — 2021 年 11 月 10 日第二版第一次印行

定價 — NT 380 元
ISBN — 978-986-479-778-3
書號 — BGH 201
天下文化官網 — bookzone.cwgv.com.tw

天下文化

BELIEVE IN READING